濒湖脉学译注

明·李时珍　著

程宝书　张艳秋　译注

中国中医药出版社

·北 京·

图书在版编目（CIP）数据

濒湖脉学译注 /（明）李时珍著；程宝书，张艳秋
译注. —北京：中国中医药出版社，2013.5（2023.5重印）

ISBN 978 – 7 – 5132 – 1395 – 0

Ⅰ.①濒…　Ⅱ.①李…②程…③张…　Ⅲ.①脉学 –
中国 – 明代②《濒湖脉学》 – 注释　Ⅳ.①R244.1

中国版本图书馆 CIP 数据核字（2013）第061506号

中国中医药出版社出版
北京经济技术开发区科创十三街31号院二区8号楼
邮政编码　100176
传真　010-64405721
保定市西城胶印有限公司印刷
各地新华书店经销

＊

开本 880×1230　1/32　印张 3.875　字数 54 千字
2013 年 5 月第 1 版 2023 年 5 月第 12 次印刷
书　号　ISBN 978 – 7 – 5132 – 1395 – 0

＊

定价　15.00元
网址　www.cptcm.com

前　言

　　脉诊是中医独特的诊断方法之一，每个从事中医临床的医生都应该熟练地掌握它、运用它。但是"脉理精微，其体难辨"，"在心易了，指下难明"，致使初学者望而却步。明代著名中医学家李时珍怀揣嘉惠后人之心，采撷历代各家脉论之精华加以取舍，提要钩玄，编成《濒湖脉学》一书。该书扼要地介绍了二十七种不同脉象的形态、所主病以及相类脉象的鉴别，均括为歌诀，便于诵记，尤利于初学，是我国古代脉学著作中的佼佼者。

　　为了给初学中医的学者提供学习脉诊的参考资料，我们对《濒湖脉学》一书进行了翻译和注释。译文采用浅显易懂的现代汉语，并注意押韵，以利于阅读和背诵。对于书中难懂的古汉语词汇和中医名词术语，均作了详细的解释，以期对读者理解原文有所裨助。

　　由于作者学识浅陋，书中舛讹之处在所难免，敬希读者提出宝贵意见，以便再版时修订提高。

程宝书

2013 年 3 月

目　录

四言诀

七言诀

四 言 诀

一、经脉与脉气

原文	译文
脉乃血脉，	经脉又叫血脉名，
气血之先。	气血循环它先行。
血之隧道①，	血液流通的隧道，
气息应焉。	气息和它相呼应。
其象法②地，	脉与大地河网同，
血之府③也。	血液蕴藏在其中。
心之合也，	在内与心相配合，
皮之部④也。	外布皮肉成一统。
资⑤始于肾，	脉气先天生于肾，
资生于胃。	后天凭借胃气成。

阳中之阴，	属于阳中之阴气，
本乎营卫[6]。	营卫循环脉自生。
营者阴血，	营气阴血一部分，
卫者阳气。	卫气阳气之一种。
营行脉中，	营气循行经脉中，
卫行脉外。	卫气循行经脉外。
脉不自行，	经脉不能自运行，
随气而至。	随着胃宗二气动。
气动脉应，	胃宗气动血脉应，
阴阳之义。	阴血阳气互作用。
气如橐龠[7]，	阳气如同风箱吹，
血如波澜。	掀起阴血波澜涌。
血脉气息，	血脉随着气息流，
上下循环。	上下循环永不停。
十二经中，	全身十二经脉中，
皆有动脉。	都有血脉在流动。
唯手太阴，	为何只有手太阴，
寸口取决。	寸口部位切脉形。
此经属肺，	手太阴经本属肺，

上系吭嗌⑧。	它的上部连喉咙。
脉之大会，	各种脉气汇合处，
息之出入。	呼吸出入之途径。
一呼一吸，	一呼一吸叫一息，
四至为则⑨。	脉动四次为标准。
日夜一万，	一日一夜总合计，
三千五百。	一万三千五百息。
一呼一吸，	一呼一吸为一息，
脉行六寸。	脉行六寸的距离。
日夜八百，	一日一夜八百丈，
十丈为准。	又加十丈为准则。

〔**注解**〕

①隧道：在山中或地下凿成的通路。此处比喻脉道。

②法：仿效；效法。

③府：府库。

④部：分布，布列。

⑤资：凭借。

⑥营卫：出《灵枢·营卫生会篇》。营气和卫气的合称。两气同出一源，皆水谷精气所化。营行脉中，具有营养周身的作用；卫行脉外，具有捍卫躯体的功

能。

　　⑦橐龠：音 tuóyuè。古代冶炼用的鼓风器具。橐是鼓风器，即鞴囊；龠是送风的管子。

　　⑧吭嗌：音 hángyì，咽喉。

　　⑨则：规范、准则。

二、部位、诊法

原文	译文
初持脉时，	开始诊脉嘱病人，
令仰其掌。	掌心向上臂平伸。
掌后高骨，	掌后隆起高骨处，
是谓关上。	就是关部须定准。
关前为阳，	关部前边属于阳，
关后为阴。	关部后面属于阴。
阳寸阴尺，	阳是寸部阴尺部，
先后推寻。	先后顺次细推寻。
寸口无脉，	寸口如果无动脉，
求之臂外，	切脉应找手臂外，
是谓反关①。	这就叫做反关脉，

本不足怪。	属于正常不足怪。
心肝居左，	心肝脉象在左手，
肺脾居右。	肺脾脉象在右手。
肾与命门，	若诊肾与命门脉，
居两尺部。	应在左右尺部寻。
左为人迎，	左手寸部叫人迎，
右为气口。	右手寸部称气口。
神门决断，	神门诊断肾阴阳，
两在关后。	两侧都在关部后。
人无二脉，	人无二侧神门脉，
病死不救。	病危将死难挽救。
左大顺②男，	男子左脉大为顺，
右大顺女。	女子右脉大为顺。
男女脉同，	男女脉象大体同，
唯尺则异。	只是尺部有区分。
阳弱阴盛，	女子阳弱阴脉盛，
反此病至。	与此相反病来临。
脉有七诊，	诊脉手法有七诊，
曰浮中沉。	名字叫做浮中沉。

上下左右，	还有上下和左右，
消息③求寻。	诊察脉象找病因。
又有九候，	又有九候一诊法，
举按轻重。	轻取、稍重、重按分。
三部浮沉，	寸关尺部浮中沉，
各候五动，	各须五动仔细审。
寸候胸上，	寸部审病在胸上，
关候膈下。	关部审病在膈下。
尺候于脐，	尺部审病在肚脐，
下至跟踝。	下至脚跟病可察。
左脉候左，	左手脉诊左身病，
右脉候右。	右手脉诊右身病。
病随所在，	脉象反映病所在，
不病者否。	无病脉象无反映。

〔注解〕

①反关：一种生理特异的脉位。由于生理位置的特异，桡动脉行于腕关节的背侧，故切脉位置也在寸口的对面，这种特异的脉位称为反关脉。

②顺：和谐。

③消息：消，消减；息，增长。谓盛衰。

三、五脏平脉

原文	译文
浮为心肺，	浮脉诊察心和肺，
沉为肾肝。	沉脉诊察肾与肝。
脾胃中州①，	中焦脾胃有病变，
浮沉之间。	浮沉之间可诊断。
心脉之浮，	心脉浮部之表现，
浮大而散。	浮中显得大而散。
肺脉之浮，	肺脉浮部之表现，
浮涩而短。	浮中显得涩而短。
肝脉之沉，	肝脉沉部之表现，
沉而长弦。	沉中显得长而弦。
肾脉之沉，	肾脉沉部之表现，
沉实而软。	沉中显得实而软。
脾胃脉来，	脾胃脉来之表现，
总宜和缓。	总宜平和而又缓。
命门元阳，	命门元阳之盛衰，

两尺同断。	左右两尺同察看。
春弦夏洪，	春天弦脉夏洪脉，
秋毛②冬石③。	秋天毛脉冬石脉。
四季和缓，	春夏秋冬脉和缓，
是谓平脉。	此为平脉无病患。
太过实强，	脉气太过或实强，
病生于外。	多为外感邪有余。
不及虚微，	脉气虚弱或细微，
病生于内。	多是内伤正气虚。
四时百病，	诊察四季百病脉，
胃气④为本。	胃气存在是根本。
脉贵有神⑤，	脉动有神实可贵，
不可不审。	不可大意应细审。

〔注解〕

①中州：旧时指现在河南省一带，因为位居当时的全国中心，所以叫中州。此处借指人体的中部，即中焦脾胃。

②毛：毛脉。《难经·十五难》："秋脉毛者，肺，西方金也，万物之所终，草木花叶皆秋而落，其枝独在，若毫毛也，故其脉之来轻徐以浮，故曰毛。"毛脉是秋天的正常脉象。

③石：石脉。《难经·十五难》："冬脉石者，肾，北方水也，万物之所藏也，盛冬之时，水凝如石，故其脉之来沉濡而滑，故曰石。"石脉是冬天的正常脉象。

④胃气：平人脉象不浮不沉，不急不徐，从容和缓，节律一致，是为有胃气。凡病脉不论浮沉迟数，但有冲和之象，便是有胃气。

⑤有神：就是脉来和缓。如微弱的脉，却节奏不乱仍为有神；弦实的脉，带有柔和之象的也为有神。

四、辨脉提纲

原文	译文
调停①自气，	医者呼吸需调整，
呼吸定息②。	出入均匀气稳定。
四至五至，	一息脉来四五动，
平和之则。	平和脉象标准型。
三至为迟，	一息三至为迟脉。
迟则为冷。	迟脉反映为寒证。
六至为数③，	一息六至是数脉，
数即热证。	数脉反映为热证。

转迟转冷，	脉象愈迟寒愈深，
转数转热。	脉象愈数热愈重。
迟数既明，	迟数脉象既分明，
浮沉当别。	浮沉脉象要辨清。
浮沉迟数，	诊察浮沉迟数脉，
辨内外因。	辨别内因与外因。
外因于天，	外因在于自然界。
内因于人。	内因在于人本身。
天有阴阳，	自然界中有阴阳，
风雨晦冥④。	风雨阴暗可致病。
人喜怒忧，	人有喜怒忧思恐，
思悲恐惊。	再加悲惊共七情。
外因之浮，	外因致病见浮脉，
则为表证。	多感寒热是表证。
沉里迟阴，	沉脉在里迟阴证，
数则阳盛。	数脉多是阳邪盛。
内因之浮，	内因致病见浮脉，
虚风⑤所为。	虚风内动所产生。
沉气迟冷，	沉脉气郁迟冷积，

数热何疑。　　　　数因热邪不需疑。

浮数表热，　　　　浮数热邪尚在表，

沉数里热。　　　　沉数热邪已入里。

浮迟表虚，　　　　浮迟虚寒尚在表，

沉迟冷结。　　　　沉迟寒邪结于里。

表里阴阳，　　　　表里阴阳能辨别，

风气冷热。　　　　风气冷热可分析。

辨内外因，　　　　分别内因和外因，

脉证参别。　　　　脉证互参可鉴别。

脉理浩繁，　　　　脉学道理多深奥，

总括于四。　　　　总共概括有四种。

既得提纲，　　　　既得提纲又挈领，

引申触类。　　　　引申触类能旁通。

〔注解〕

①调停：调，调整；停，定也。调停，就是通过调整，使自己的呼吸有一定的规律。

②定息：一呼一吸为一息。定息，呼吸次数稳定。

③数：音 shuò，脉搏快。

④晦冥：音 huìmíng，昏暗。也作晦暝。

⑤虚风：由阴虚、血虚而内生的风证。多见于大汗、大吐、大泄、失血或久病伤阴者。由津液亏损，

液少血枯，血不养筋，肝阴不足，阴不潜阳，而肝风
内窜所致；也有因肾阴不足，肝肾亏损，肾水不能涵
养肝木，而致阳亢化风，肝风上扰。临床表现为眩晕、
震颤或手足蠕动或昏仆等。

五、诸脉形态

原文	译文
浮脉法天，	浮脉形态似天空，
轻手可得。	轻手循摸即可得。
泛泛在上，	浮浮泛泛在上头，
如水漂木。	好像水上漂流木。
有力洪大，	有力粗大叫洪脉，
来盛去悠①。	搏动充盛又持久。
无力虚大，	无力粗大是虚脉，
迟而且柔。	搏动迟缓又轻柔。
虚甚则散，	虚脉更甚叫散脉，
涣漫不收②。	搏动涣散不清楚。
有边无中，	脉有两边中间空，
其名曰芤。	这种脉象名叫芤。

芤而急弦，　　　　　若见芤脉兼急弦，

革脉使然。　　　　　就叫革脉理当然。

浮小而软，　　　　　浮而细小是软脉，

绵浮水面。　　　　　好像棉絮浮水面。

软甚则微，　　　　　微脉更比软脉软，

不任③寻按。　　　　似有若无难寻按。

沉脉法地，　　　　　沉脉形态似土地，

近于筋骨。　　　　　接近筋骨才可寻。

深深在下，　　　　　脉动深沉在骨下，

沉极为伏。　　　　　沉到极点就叫伏。

有力为牢，　　　　　沉而有力是牢脉，

实大弦长。　　　　　脉体实大又弦长。

牢甚则实，　　　　　牢脉强甚是实脉，

愊愊④而强。　　　　搏动紧急而坚强。

无力为弱，　　　　　沉而无力是弱脉，

柔小如绵。　　　　　柔和细小软如绵。

弱甚则细，　　　　　弱脉更弱叫细脉，

如蛛丝然。　　　　　好像蛛网丝一般。

迟脉属阴，　　　　　迟脉反映是阴证，

一息三至。	一呼一吸来三次。
小快于迟，	缓脉稍比迟脉快，
缓才及四。	一呼一吸则四至。
二损⑤一败⑥，	二至损脉一至败，
病不可治。	病属危殆不可治。
两息夺精，	两息一至夺精脉，
脉已无气。	脉中已无胃宗气。
迟细为涩，	搏动迟细是涩脉，
往来极难。	往来艰涩很困难。
似止非止，	跳动似停而未断，
短散两兼。	又短又散两相兼。
结则来缓，	结脉搏动亦迟缓，
止而复来。	歇止之后又出现。
代则来缓，	代脉搏动亦迟缓，
止不能回。	歇止良久方能还。
数脉属阳，	数脉反映是阳证，
六至一息。	一呼一吸来六动。
七疾⑧八极⑨，	七动疾脉八动极，
九至为脱⑩。	九动就叫脱脉名。

往来流利，　　　脉搏跳动很流利，

是谓之滑。　　　就是滑脉的脉形。

有力为紧，　　　脉动有力为紧脉，

弹如绳转。　　　弹动犹如转索绳。

数见寸口，　　　数脉显现在寸口，

有止为促。　　　时而歇止叫促脉。

数见关中，　　　数脉显现于关中，

动脉可候。　　　叫做动脉可诊候。

厥厥⑪动摇，　　　陇然高起动不休，

状如小豆。　　　动脉形状如小豆。

长则气治，　　　长脉反映正气足，

过于本位。　　　超过本位尺寸口。

长而端直，　　　脉体长而又端直，

弦脉应指。　　　就是弦脉可应指。

短则气病，　　　短脉反映气虚损，

不能满部。　　　不能盈满尺和寸。

不见于关，　　　不能显现在关部，

唯尺寸候。　　　只在尺寸两部诊。

〔**注解**〕

①悠：久，远。

②涣漫不收：涣，消散；漫，散开。不收，失去约束。

③不任：不能承受。

④愊愊：音 bìbì，绷急之状。

⑤损：《难经正义》（叶霖撰）云："平人之脉，一呼再至，一吸再至，呼吸定息四至，闰以太息脉五至，加之为过曰至，不及为减曰损。"又云："一损损肺，肺主皮毛，肺损故皮聚而毛落也。二损损心，心主血脉，心损则血虚，故不能荣养脏腑也。三损损脾，脾纳五味而主肌肉，脾损失其运化之权，故肌肉消瘦也。四损损肝，肝主筋，肝损不克充其筋，故纵缓不能收持也。五损损肾，肾主骨，肾损故骨痿不能起于床也。"

⑥败：败脉，一息脉仅搏动一次。

⑦夺精：夺精脉，两息脉仅搏动一次。言精气衰夺也。

⑧疾：《脉诀汇辨》云："疾脉急，数之至极，七至八至，脉流薄疾。"滑泊仁曰："疾脉快于数，呼吸之间，脉七至八至，热极之脉也。在阳尤可，在阴为逆。"

⑨极：《脉诀汇辨》云："六至以上，脉有两称，或名曰疾，或名曰极，总是急速之脉，数之甚者也。"

⑩脱：脱脉。《临证指南医案·脱》徐灵胎评曰：

"脱之名，唯阳气骤越，阴阳相离，汗出如油，六脉垂绝，一时急迫之症，方名为脱。"

⑪厥厥：厥同蹶，音 juē，厥厥，急忙的样子。

六、诸脉主病

原文	译文
一脉一形，	一种脉象一脉形，
各有主病。	各有主病不相同。
数脉相兼，	几种脉象同出现，
则见诸证。	就可反映多种病。
浮脉主表，	浮脉主病是表证，
里必不足。	也主里虚正不足。
有力风热，	浮而有力感风热，
无力血弱。	浮而无力血虚弱。
浮迟风虚①，	浮迟伤风多气虚，
浮数风热②。	浮数外感多风热。
浮紧风寒③，	浮紧风寒束于表，
浮缓风湿④。	浮缓风湿留于里。
浮虚伤暑⑤，	浮虚暑邪伤元气，

浮芤失血。　　　　浮芤失血身无力。

浮洪虚火⑥，　　　　浮洪阴虚兼火旺，

浮微劳极⑦。　　　　浮微虚损劳伤极。

浮软阴虚，　　　　　浮软阴精已亏损，

浮散虚剧。　　　　　浮散气血虚加剧。

浮弦痰饮⑧，　　　　浮弦反映痰饮病，

浮滑痰热⑨。　　　　浮滑反应痰热疾。

〔注解〕

①风虚：气虚伤风。

②风热：外感风热之邪所致的病症。临床表现为发热重、恶寒较轻、咳嗽、口渴、舌边尖红、苔微黄、脉浮数，甚则口燥、目赤、咽痛、衄血等。

③风寒：外感风寒之邪所致的病症。临床表现为恶寒重、发热轻、头痛、身痛、鼻塞流涕、舌苔薄白、脉浮紧等。

④风湿：风和湿两种病邪结合所致的病症，亦称风湿证。《伤寒论》："风湿相搏，骨节疼烦，掣痛不得屈伸，近之则痛剧。"

⑤伤暑：病名。夏月中暑病证的总称。《素问·刺志论》："气盛身寒，得之伤寒；气虚身热，得之伤暑。"

⑥虚火：真阴亏损引起的发热。如两颧潮红、低热、五心烦热或骨蒸劳热、心烦失眠、盗汗、尿短赤、

口燥咽干、舌红苔少或光红无苔、脉细数无力，多见于热病伤阴的后期或阴虚劳损等。

⑦劳极：五劳六极的简称。五劳：心劳、肝劳、脾劳、肺劳、肾劳等五脏劳损的疾病。《医学纲目》："何谓五劳？心劳血损，肝劳神损，脾劳食损，肺劳气损，肾劳精损。"六极，指六种劳损虚损的病证。血极则发堕善忘，筋极则拘挛转筋，肉极则肌削萎黄，气极则短气喘急，骨极则齿浮足痿，精极则目暗耳聋。"五劳六极"是前人对虚劳证的分类。

⑧痰饮：痰和饮都是水液代谢障碍所形成的病理产物。一般较稠浊的称为痰，清稀的称为饮。由于痰饮所致的病证很多，故有"百病多由痰作祟"的说法。痰饮为病，从广义上讲，包括了有形痰饮和无形痰饮的多种病证在内；狭义痰饮是水饮病的一种，指体内过量水液不得输化，停留或渗注于某一部位而发生的疾病。

⑨痰热：指素有痰疾，因"饮食辛辣烧炙煎煿，重裀厚褥及天时郁勃"引发喘咯咳唾者，或指痰迷于心者。多因痰热相搏，聚而不散所致。症见痰色黄稠浊或带赤，结如胶而坚，咯之难出，兼见脉洪、烦热心痛、喜笑、癫狂、嘈杂、懊憹、怔忡、口干、唇燥等。

原文　　　　　　　　**译文**

沉脉主里，　　　　　沉脉主病是里证，

主寒主积。	又主阴寒和积聚。
有力痰食，	有力痰饮或伤食，
无力气郁①。	无力气机多郁滞。
沉迟虚寒②，	沉迟多是虚寒病，
沉数热伏。	沉而兼数热伏里。
沉紧冷痛，	沉而兼紧冷痛凝，
沉缓水蓄。	沉而兼缓水气蓄。
沉牢痼冷③，	沉而兼牢冷病久，
沉实热极。	沉而兼实是热极。
沉弱阴虚④，	沉而兼弱阴精虚，
沉细痹湿⑤。	沉而兼细为湿痹。
沉弦饮痛⑥，	沉而兼弦主饮痛，
沉滑宿食⑦。	沉而兼滑有宿食。
沉伏吐利，	沉而兼伏多吐泻，
阴毒⑧聚积⑨。	或是阴毒与聚积。

〔**注解**〕

①气郁：郁证之一种。由于情志郁结，肝气不舒所致。症见胸满胁痛，脉象沉涩无力。

②虚寒：阳虚阴寒内盛的证候。主要表现为形寒肢冷、神疲乏力、蜷卧嗜睡、口淡不渴、小便清长、

大便溏薄、面色㿠白、舌淡苔白脉沉迟无力等阳虚证。

③痼冷：病证名。指阴寒之邪久伏体内或真阳不足所致的病证。以恶寒、手足厥冷为主症。或腹痛泄泻，完谷不化；或呕恶清涎，饮食不振；或小便频数不禁，尿色清白；或腰膝沉重，如坐水中；或阳痿不举，精寒自出；或遍身关节拘急疼痛。

④阴虚：津血亏损，阴虚阳亢的证候。阴虚则生内热，每见形体消瘦、潮热盗汗、五心烦热、口燥咽干、两颧红赤、尿黄便秘、舌红少苔或无苔、脉细数等表现。

⑤痹湿：即湿痹。指风寒湿邪侵袭肢体经络，其中又以湿邪为甚的痹证，又名着痹。可见肢体困重、关节疼痛而痛处固定、遇阴雨则发或肌肤顽麻等表现。

⑥饮痛：即饮心痛。多因水饮停积所致。其表现除胃脘痛外，兼见干呕吐涎、恶心烦闷、呕水，或胁下有水声等。

⑦宿食：病名。指饮食停积胃肠的病证。多因饮食不节、暴饮暴食所致。可见脘腹胀痛、嗳气酸腐、恶心厌食、口中酸馊、大便失调、舌苔腐腻、脉滑等表现。

⑧阴毒：因邪阻经脉，以面目青、身痛如被打伤、咽喉痛为主要症状的病证。

⑨聚积：即积聚，病名。指腹内结块，或胀或痛的病证。一般以积块明显、胀痛较甚、固定不移的为积；积块隐现、攻窜作胀、痛无定处的为聚。多由七

情郁结，气滞血瘀，或饮食内伤，痰滞交阻，或寒热失调，正虚邪结而成。

原文	译文
迟脉主脏，	迟脉主病在五脏，
阳气①伏潜。	阳气潜伏阴邪旺。
有力为痛，	迟而有力腹寒痛，
无力虚寒。	迟而无力虚寒凝。
数脉主腑，	数脉主病在六腑，
主吐主狂②。	又主呕吐或发狂。
有力为热，	数而有力为热盛，
无力为疮③。	数而无力是疮疡。

〔注解〕

①阳气：与阴气相对而言。就功能形态来说，阳气指功能；就脏腑功能来说，指六腑之气；就营卫之气来说，指卫气；就运动方向和性质来说，则行于外表的、向上的、亢盛的、增强的、轻清的为阳气。

②狂：属神志错乱的一种病证。多因七情郁结、五志化火、痰火扰心所致。症见少卧不饥，狂妄自大，甚至怒骂叫号，毁物殴人，越墙上屋，不避亲疏，力大倍常，舌红苔黄腻，脉弦大滑数等。治宜涤痰开窍，泻火攻积。用生铁落饮、礞石滚痰丸、大承气汤加减等。

③疮：病名，出《素问·至真要大论》，疮疡的简称。

原文	译文
滑脉主痰，	滑脉所主是痰病，
或伤于食。	或是伤食气郁滞。
下为畜血①，	尺部脉滑多蓄血，
上为吐逆②。	关部脉滑多吐逆。
涩脉少血，	涩脉主病精血少，
或中寒湿③。	或为寒湿邪侵袭。
反胃结肠，	或为反胃或便秘，
自汗厥逆。	或为自汗身厥逆。
弦脉主饮，	弦脉主病是水饮，
病属胆肝。	病变属于胆与肝。
弦数多热，	脉弦而数多热盛，
弦迟多寒。	脉弦而迟多中寒。
浮弦支饮⑤，	浮部现弦是支饮，
沉弦悬痛。	沉部现弦胸胁痛。
阳弦头痛，	寸部现弦多头痛，
阴弦腹痛。	尺部现弦多腹痛。

〔注解〕

①畜血：一作蓄血，出自《伤寒论·辨阳明病脉证并治》。指外感热病，邪热入里，与血相搏，而致瘀热蓄结于内的病证；或泛指多种瘀血积于内的证候。又如登高坠下、重物撞打等，致心腹胸中停积瘀血不散者，亦属蓄血范围。

②吐逆：证名。指胃气上逆引起的呕吐。

③寒湿：病邪。致病则阻滞气的运行，血流不畅，发生肌肤疼痛、关节挛痹等症。

④厥逆：病证名。指四肢厥冷；或指胸腹剧痛，而且两足暴冷、烦而不能食、脉大小皆涩的病证（见《灵枢·癫狂》）。

⑤支饮：四饮之一。因饮邪停留于胸膈，上迫于肺，肺失肃降所致，"咳逆倚息，短气不得卧，其形如肿，谓之支饮"（见《金匮要略》）。

原文	译文
紧脉主寒，	紧脉主病寒邪盛，
又主诸痛。	又主各种疼痛症。
浮紧表寒①，	浮部现紧寒在表，
沉紧里痛②。	沉部现紧里寒痛。
长脉气平，	长脉反映正气充，
短脉气病。	短脉反映气虚病。

细脉气少③，	细脉反映气血少，
大则病进。	脉来显大病情增。
浮大风痫④，	浮取显长是风痫，
沉短宿食。	沉取显短有宿食。
血虚⑤脉虚，	血气虚弱脉亦虚，
气实⑥脉实。	邪气充实脉也实。
洪脉为热，	洪脉主病为热盛，
其阴则虚。	热盛伤阴阴便虚。
细脉为湿⑦，	细脉主病为湿重，
其血则虚。	湿邪浸淫血则虚。

〔注解〕

①表寒：表证类型之一。因感受风寒之邪，出现以恶寒发热、无汗、体痛、舌苔薄白而润、脉浮紧为特征的证候。

②里痛：因邪气在里所引起体内气血不通而致里痛。如胃脘痛、腹痛等。

③气少：由于气虚不足产生呼吸无力而浅表、急促，病人自觉气不够用的一种症状。

④风痫：病名。癫痫的一种。《圣济总录·卷十五》："风痫病者，由于心气不足，胸中蓄热，而又风邪乘之病间作也。其候多惊，目瞳子大，手足颤掉，梦中叫呼，身热瘈疭，摇头口噤，多吐涎沫，无所觉

知是也。"或指外感风邪而致的抽搐。

⑤血虚：体内血分亏损。临床表现出面色淡白或萎黄，口唇、指甲淡白，头晕眼花，心悸失眠，手足麻木，妇女月经量少或经闭，舌淡脉细无力等证候。常因失血过多，思虑过度，或脏腑虚损，不能化生精微所致。

⑥实：充满。指邪气亢盛。

⑦湿：病因，六淫之一，亦称湿气，为长夏的主气。湿属阴邪，其性重浊而黏腻，能阻滞气机的活动，影响脾的运化。外感湿邪，常见体重腰酸、首如裹、四肢困重、关节肌肉疼痛不移。湿浊内阻肠胃，可见胃纳不佳、胸脘闷满、大便溏薄、舌苔白腻等症状。

原文	译文
缓大者风，	缓脉显大风热证，
缓细者湿。	缓脉显细寒湿证。
缓涩血少，	缓脉显涩血虚少，
缓滑内热。	缓脉显滑内热盛。
软小阴虚，	软脉显小阴血虚，
弱小阳竭。	弱脉显小阳气衰。
阳竭恶寒①，	阳气衰竭多恶寒，
阴虚发热。	阴血虚损常发热。

阳微恶寒，	寸见微脉多恶寒，
阴微发热。	尺见微脉常发热。
男微虚损②，	男子微脉是虚损，
女微泻③血。	女子微脉大出血。
阳动汗出，	寸见动脉有汗出，
阴动发热。	尺见动脉身发热。
为痛与惊，	或为疼痛或惊悸，
崩中失血。	女子崩漏大失血。
虚寒相搏，	体虚又逢寒邪侵，
其名为革。	出现脉象名为革。
男子失精，	男见革脉因失精，
女子失血。	女见革脉失血多。

〔注解〕

①恶寒：恶音wù。证名。即怕冷、畏寒之意。外感寒邪，寒束卫阳而不能温煦肢体，可见表证之恶寒；阳虚不足，不能温煦肢体，可见里寒证的恶寒。

②虚损：病名。见《肘后方》。因七情、劳倦、饮食、酒色所伤，或病后失于调理，以致阴阳、气血、脏腑虚损而成。可概括分为气虚、血虚、阳虚、阴虚等证候。

③泻：液体很快地流。

原文	译文
阳盛①则促，	阳邪偏盛脉见促，
肺痈②阳毒③。	如患肺痈或阳毒。
阴盛④则结，	阴邪偏盛见结脉，
疝⑤瘕积⑥郁⑦。	疝瘕积聚诸郁结。
代则气衰，	代脉则因元气衰，
或泄脓血。	或为大便泄脓血。
伤寒⑧心悸⑨，	或为伤寒心动悸，
女胎三月。	或为怀孕已三月。

〔注解〕

①阳盛：阳热亢盛、偏胜。一般指邪热盛，而人体正气亦盛。表现为壮热、息粗、烦躁、口干、舌红苔黄、脉数实等。

②肺痈：病名。多因风热入肺，热邪蕴结而成。其症可见"口中辟辟燥，咳即胸中隐隐痛，脉反滑数，此为肺痈，咳唾脓血"（见《金匮要略》）。

③阳毒：感受疫毒所致，可见面生赤斑如锦文、咽喉痛、唾脓血等症。

④阴盛：指阴寒偏盛，阴盛则阳衰，可出现厥逆、痰饮、水气等寒盛的病证。

⑤疝：病名。指腹部的剧烈疼痛，兼有二便不通的证候。《素问·长刺节论》："病在少腹，腹痛不得

大小便，病名曰疝，得之寒。"或泛指体腔内容物向外突出的病证，多伴有气痛的症状，故称为"病气"、"小肠气痛"等；或指睾丸或阴囊的部分病症。

⑥瘕积：两者均为腹内有积块，或胀或痛的一种病证。瘕属气病，其特点为痛无定处，聚散无常而出现时痛时止。积为病在血分，其多刺痛，痛有定处，推之不移而拒按。

⑦郁：忧愁，愁闷。常见肝气郁结证。是因肝失疏泄、气机不畅、情志不调所致，故出现胸胁胀满疼痛、胸闷、善太息、情志抑郁、性情急躁易怒、月经不调或痛经、脉弦等症。

⑧伤寒：病名。指广义的伤寒，为多种外感热病的总称。又指狭义的伤寒，为外感寒邪，感而即发的病变。

⑨心悸：是自觉心跳悸动不安的病证。

七、杂病脉象

原文	译文
脉之主病，	脉象可以诊病疾，
有宜不宜。	有的相宜有不宜。
阴阳顺逆，	阴脉阳脉顺与逆，
凶吉可推。	可推病情凶与吉。

原文	译文
中风①浮缓,	中风脉象宜浮缓,
急实则忌。	脉来急实在所忌。
浮滑中痰②,	浮部显滑是中痰,
沉迟中气③。	沉部显迟是中气。
尸厥④沉滑,	尸厥脉象沉而滑,
卒不知人。	突然昏倒不识人。
入脏身冷,	邪气入脏身体冷,
入腑身温。	邪气入腑身体温。

〔注解〕

①中风：病名。亦称卒中。指猝然昏仆，不省人事，或突然口眼㖞斜、半身不遂、言语不利的病症。

②中痰：因痰致病。由于痰邪在体内停留部位不同，可出现各种证候。严重可表现为神识不清的病症。

③中气：泛指中焦脾胃之气和脾胃等脏腑对饮食的消化运输、升清降浊等生理功能。病证名，类中风类型之一，即气中。《证治要诀·卷一》："中气之状，大略与中风同。"

④尸厥：古病名。厥证之一。指突然昏倒不省人事、状如昏死的恶候。

原文	译文
风①伤于卫,	外感风邪卫气伤,

浮缓有汗。	脉象浮缓有自汗。
寒伤②于营，	外感寒邪营气伤，
浮紧无汗。	脉象浮紧而无汗。
暑③伤于气，	外感暑热伤正气，
脉虚身热。	脉象虚弱身发热。
湿伤于血，	外感湿邪伤营血，
脉缓细涩。	脉来缓细而滞涩。
伤寒热病，	伤寒转化为热病，
脉喜浮洪。	脉见浮洪即为顺。
沉微涩小，	脉若沉微又涩小，
症反必凶。	脉症相反病必凶。
汗后脉静④，	发汗之后脉和平，
身凉则安。	热退身凉即安静。
汗后脉躁⑤，	发汗之后脉躁急，
热甚必难。	身热更甚必难医。

〔**注解**〕

①风：六淫之一。亦称风气，属阳邪。《素问·风论》说"风者百病之长也"，为外感疾病的先导。其症状每以恶风寒、发热及游走善变为特点。

②寒：六淫之一。属阴邪，易伤阳气。寒性凝滞，

阻滞气血活动，或为痛证之因。寒性收引，侵犯人体可出现发热恶寒、无汗、脉浮紧或肢体拘急、屈伸不利等症状。

③暑：六淫之一。暑为阳邪，多在夏季致病。其性升散，易伤津耗气，临床表现为高热、口渴、脉洪大、多汗、体倦、心烦等症状。

④脉静：指脉来和缓平静。表示疾病好转或不会恶化。

⑤脉躁：指患病过程中，脉象变得比原来急数躁动。一般表示邪气内传，病情向坏的方向发展。

原文	译文
饮食内伤①，	饮食不节或内伤，
气口②急滑。	气口脉象现急滑。
劳倦③内伤，	内伤由于劳倦起，
脾脉④大弱。	脾脉虚大而无力。
欲知是气，	欲知气分劳倦甚，
下手脉沉。	诊脉指下脉现沉。
沉极则伏，	沉到极点是伏脉，
涩弱久深。	兼见涩弱病久深。
火郁⑤多沉，	邪火内郁脉多沉，
滑痰紧食。	痰饮脉滑食积紧。

气涩血艽，　　　　少气脉涩血亏艽，

数火细湿。　　　　数脉火旺细湿留。

滑主多痰，　　　　滑脉主病多痰湿，

弦主⑥留饮。　　　　弦脉主病是留饮。

热则滑数，　　　　热盛脉可现滑数，

寒则弦紧。　　　　寒凝脉便呈弦紧。

浮滑兼风，　　　　浮部显滑兼风邪，

沉滑兼气。　　　　沉部显滑兼气滞。

食伤短疾，　　　　伤食脉来短而疾，

湿留软细。　　　　湿邪停留脉软细。

疟脉自弦，　　　　疟疾脉象多见弦，

弦数者热。　　　　弦而数者有里热。

弦迟者寒，　　　　弦而迟者是内寒，

代散者折。　　　　代而散者命夭折。

泄泻⑦下痢⑧，　　　泄泻下痢之脉象，

沉小滑弱。　　　　脉宜沉小滑而弱。

实大浮洪，　　　　若见实大又浮洪，

发热则恶。　　　　发热不退病转恶。

呕吐⑨反胃⑩，　　　呕吐反胃之脉象，

浮滑者昌⑪。　　浮而滑者病多顺。

弦数紧涩，　　　若见弦数又紧涩，

结肠⑫者亡。　　大便秘结多死亡。

霍乱⑬之候，　　霍乱吐泻证候发，

脉代勿讶。　　　偶见代脉勿惊讶。

厥逆迟微，　　　四肢冷逆脉迟微，

是则可怕。　　　此种症状最可怕。

〔注解〕

①内伤：损伤病证分类之一。义与内损同，因某种因素伤及脏腑气血的一类病证。

②气口：即寸口。

③劳倦：又名劳伤。属于内伤病因，包括劳累过度、七情内伤、房事不节、饥饱无常等虚损因素。致病多伤脾气与肾精，症状表现为困乏懒言、动则气喘、心悸自汗等症。

④脾脉：即为右手关部之脉象。

⑤火郁：六郁之一，即热郁。

⑥留：停止在某一地方。

⑦泄泻：是指排便次数增多，粪便清稀，甚至如水样而言。主要由于湿邪所胜和脾胃功能障碍引起，一年四季均可发生，但以夏秋两季为多见。

⑧下痢：本文指痢疾而言。痢疾以腹痛、里急后重、下痢赤白脓血为主症。多发于夏秋季节。

⑨呕吐：是由于胃失和降，气逆于上所引起的病证。前人以有物有声谓之呕，有物无声谓之吐，无物有声谓之干呕。呕与吐难以截然分开，故一般并称呕吐。

⑩反胃：病名。亦称胃反、翻胃。《医贯》："翻胃者，饮食倍常，尽入于胃矣，但朝食暮吐，暮食朝吐，或一两时而吐，原物酸臭不化，此已入胃而反出，故曰反胃。"多因脾胃虚冷、命门火衰，不能运化水谷所致。

⑪昌：兴旺、昌盛之意。

⑫结肠：指腹痛大便不通，肠中阻塞，胃气不降而引起呕吐反胃，病属危症。

⑬霍乱：病名。是以起病急骤、猝然发作、上吐下泻、腹痛或不痛为特征的疾病。因其病变起于顷刻之间，挥霍缭乱，故名霍乱。主要由于感受暑湿、寒湿等秽浊之气及饮食不洁所致。并在短时间内，即可出现形容憔悴、目眶下陷、筋脉挛急、手足厥冷等危症。

原文	译文
咳嗽①多浮，	咳嗽脉象多见浮，
聚胃关肺。	病邪聚胃上侵肺。
沉紧小危，	沉小而紧病危急，
浮软易治。	脉象浮软病易治。

喘②急息肩③，　　　张口抬肩喘息急，

浮滑者顺。　　　　脉象浮滑多吉利。

沉涩肢寒，　　　　脉象沉涩四肢冷，

散脉逆症④。　　　又兼散脉症属逆。

病热有火，　　　　病属热证有实火，

洪数可医。　　　　脉象洪数病可医。

沉微无火，　　　　脉象沉微无实火，

无根⑤者危。　　　散漫无根病危急。

骨蒸⑥发热，　　　骨蒸发热为虚劳，

脉数而虚。　　　　脉象呈现数而虚。

热而涩小，　　　　如果发热脉涩小，

必殒其躯。　　　　必然葬送患者躯。

劳极诸虚⑦，　　　五劳六极诸虚证，

浮软微弱。　　　　脉象浮软而微弱。

脾败双弦，　　　　脾胃衰败双关弦，

火炎急数。　　　　阳亢成火脉急数。

〔注解〕

①咳嗽：病证名。是肺系疾患的主要症状之一。因外邪侵袭，肺卫受感，肺气不得宣发而引起；也可由于脏腑功能失调，累及脏腑，肺气失其肃降而发生。

②喘：病证名。指呼吸急促。《说文》："喘，疾息也。"疾，快速之意；息，一呼一吸之谓。表示呼吸次数比正常人多。其发病与肺肾密切相关。

③息肩：肩部随呼吸而上下活动。

④逆症：指病情不按一般规律发展，突然加重而出现的证候。如麻疹病风寒闭束，疹暗淡不透、咳喘鼻扇则称为逆证。由于正虚邪盛，治疗护理不当所致。

⑤无根：平脉一般有三个特点：即"有神"、"有胃气"、"有根"。无根是指脉来散乱无力，表示正气衰败的危候。

⑥骨蒸：热自骨髓透发而出，多因阴虚内热所致。可表现为潮热、盗汗、两颧红赤、五心烦热等症。

⑦虚：本文指虚证。《素问·通评虚实论》："精气夺则虚。"是由于人体气血不足或脏腑虚损等原因所致的各种证候。临床一般常见面色苍白、精神委靡、疲倦乏力、心悸气短、自汗盗汗、舌嫩无苔、脉虚无力等症状。

原文	译文
诸病失血①，	各种病症大出血，
脉必见芤。	脉象必然呈现芤。
缓小可喜，	芤而缓小可庆幸，
数大可忧。	芤而数大应担忧。
瘀血②内畜，	瘀血停留在内里，

却宜牢大。	脉象牢大却相宜。
沉小涩微，	如若沉小又涩微，
反成其害。	治疗反而成难题。

〔**注解**〕

①失血：证名。血不循经而妄行，如衄血、呕血、咳血、唾血、便血、尿血等各种出血，总称失血。多由火热、虚寒、外伤、瘀阻等所致。

②瘀血：血液瘀滞体内，包括溢出经脉外而积存于组织间隙，或因血液运行受阻而滞留于经脉内以及瘀积于器官内。其临床表现为面色黧黑，肌肤青紫，皮肤干枯如鳞状，局部固定性刺痛、拒按、紫色肿块，小腹硬满，胸胁撑痛，经闭，大便黑色，舌紫暗或有瘀点，脉涩等症。可因病致瘀，如跌扑损伤、寒凝气滞、血热妄行等；也可因瘀致病，引起气机阻滞、经脉阻塞、瘀热互结、积瘀成癥等。

原文	译文
遗精①白浊②，	遗精白浊之脉象，
微涩而弱。	搏动微涩又虚弱。
火盛阴虚，	出现火旺阴虚时，
芤软洪数。	脉来芤软或洪数。
三消③之脉，	上、中、下消之脉象，

浮大者生。	搏动浮大病可医。
细小微涩，	如若细小而微涩，
形脱可惊。	出现形脱要警惕。
小便淋④闷⑤，	小便淋漓或癃闭，
鼻头色黄。	患者鼻头色发黄。
涩小无血，	脉来涩小精血少，
数大何妨。	脉来数大却无妨。
大便燥结，	大便干燥或硬结，
须分气血。	须分燥热伤气血。
阳微而实，	伤气阳结脉微实，
阴迟而涩。	伤血阴结脉迟涩。

〔注解〕

①遗精：病证名。又名失精、遗泄。不在性交时精液自行泄出，总称遗精。一般多属心肾之病。其致病之因，烦劳过度，多思妄想，以致心火亢盛，心肾不交而泄；或因房事不节，肾元亏损，精关不固而泄；亦有因湿热或痰湿下注或病后虚弱而泄者。

②白浊：病证名。指小便色白混浊。多因脾胃湿热下注膀胱所致，尿出如米泔，并伴胸脘满闷、口干口渴、舌苔黄腻、脉象滑数等症。又指尿道口常流出白色浊物，小便涩痛明显，但尿不混浊，此属精浊。

多因酒色无度，败精瘀阻；或肾精亏损，相火妄动，败精夹火而出；或由于湿热流注精室而发病。

③三消：是消渴病的三种分型。"上消"以口渴多饮为主症。"中消"以多食易饥而形体消瘦为主症。"下消"以多尿小便如膏如脂为主症。

④淋：病证名。通常是指小便急、迫、短、数、涩、痛的病证。初起因湿热下注膀胱所致；日久不愈，或年老体弱，多因中气下陷，肾虚气化无力所致。

⑤闷：同闭。病证名。又称癃闭。指排尿困难，点滴而下，甚则闭塞不通的病证。本病见于各种原因引起的尿潴留。实证多因肺气壅滞，气机郁结或水道瘀浊阻塞；虚证多因脾肾阳虚，津液不得输化所致。

原文	译文
癫①乃重阴②，	癫证属于阴邪重，
狂乃重阳③。	狂证属于阳邪重。
浮洪吉兆，	脉来浮洪预后好，
沉急凶殃。	脉来沉急多丧命。
痫④脉宜虚，	痫证脉象总宜虚，
实急者恶。	若见实急是重病。
浮阳沉阴，	脉浮阳证沉阴证，
痰滑热数。	脉滑痰证数热证。

喉痹⑤之脉，	喉痹之脉细分辨，
数热迟寒。	脉数属热迟属寒。
缠喉走马⑥，	缠喉骤发如走马，
微伏则难。	脉现微伏治疗难。
诸风眩晕⑦，	诸风所致眩晕症，
有火有痰。	属火属痰仔细辨。
左涩死血⑧，	左手脉涩有瘀血，
右大虚看。	右手脉大是虚患。
头痛多弦，	头痛脉象多见弦，
浮风紧寒。	脉浮伤风紧感寒。
热洪湿细，	脉洪有热细有湿，
缓暑滑痰⑨。	脉缓中暑滑有痰。
气虚⑩弦软，	气虚头痛脉弦软，
血虚微涩。	血虚头痛脉微涩。
肾厥弦坚，	肾气厥逆脉弦坚，
真痛短涩。	真头痛时脉涩短。

〔注解〕

①癫：病名。多由痰气郁结所致精神抑郁，表情淡漠，或喃喃独语，或哭笑无常，言语错乱，不知秽洁，不思饮食，舌苔薄腻，脉弦滑等。

②重阴：本文指脉象重阴。寸部属阳，尺部属阴，寸尺俱现沉涩而短之脉为重阴。

③重阳：寸尺俱现浮滑而长之脉为重阳。

④痫：病名。属神乱，症见短暂失神，面色泛白，双目凝视，但迅即恢复常态；或见突然昏倒，口吐涎沫，两目上视，牙关紧闭，四肢抽搐，或口中发出类似猪羊叫声等。醒后除感觉疲劳外，一如常人，时有发作。多因惊恐或情志失调，饮食不节，劳累过度，伤及肝脾肾三经，使风痰随气上逆所致。

⑤喉痹：病名。广义为咽喉肿痛病症的统称。但通常所说的喉痹，多指发病及病程演变不危急，咽喉红肿疼痛较轻，并有轻度吞咽不顺或声音低哑、寒热等症。

⑥缠喉走马：走马者，言其迅速之至。本病多因感受风热之邪，肺胃素有积热，风火相煽蕴结而表现咽喉部突然肿痛，迅速蔓延至颈、腭、腮、龈等处，甚则连及前胸，呼吸急促，吞咽困难，并伴有痰热壅盛的牙关拘急、神志不清等症状。

⑦眩晕：病证名。又称头眩。眩，眼花；晕，头旋。眩晕包括真眩晕和常见的头晕眼花。外感六淫，内伤脏腑气血，皆可导致本证。如头晕而感觉自身或景物旋转，站立不稳，并伴呕恶者，称真眩晕。

⑧死血：即瘀血。

⑨痰：某些疾病的病理产物或致病因素。不论因病生痰，或因痰致病，均与肺脾二脏有关，有"脾为

生痰之源"、"肺为贮痰之器"的说法。

⑩气虚：多由脏腑虚损，重病久病损耗元气所致。其表现为面色㿠白，头晕目眩，少气懒言，语声低微，神疲乏力，自汗，动则诸症加甚，舌淡脉虚。

原文	译文
心腹之痛，	心腹疼痛的病症，
其类有九。	可以分为九种型。
细迟愈速，	脉迟而细痉愈快，
浮大延久。	脉浮而大延病程。
疝气弦急，	疝气脉来多弦急，
积聚在里。	疼时腹中有积聚。
牢急者生，	脉来牢急可获生，
弱急者死。	脉来弱急会丧命。
腰痛①之脉，	腰部疼痛之脉象，
多沉而弦。	大多表现沉而弦。
兼浮者风，	弦而兼浮病属风，
兼紧者寒。	弦而兼紧病因寒。
弦滑痰饮，	弦而兼滑是痰饮，
软细肾着②。	软而兼细是肾着。

大乃肾虚③，　　　　脉来虚大是肾虚，

沉实闪肭。　　　　　脉来沉实因闪挫。

脚气④有四，　　　　脚气病症有四种，

迟寒数热。　　　　　脉迟属寒数属热。

浮滑者风，　　　　　脉来浮滑风邪盛，

软细者湿。　　　　　脉来软细湿邪多。

痿⑤病肺虚，　　　　痿病多因肺气虚，

脉多微缓。　　　　　脉象多现微而缓。

或涩或紧，　　　　　或现涩脉或现紧，

或细或软。　　　　　或现细脉或现软。

风寒湿气，　　　　　风邪寒邪和湿气，

合而为痹⑥。　　　　合而浸淫产生痹。

浮涩而紧，　　　　　浮脉涩脉和紧脉，

三脉乃备。　　　　　三种脉象都具备。

五疸⑦实热，　　　　五种疸病属实热，

脉必洪数。　　　　　脉象必然洪又数。

涩微属虚，　　　　　如若涩微属虚证，

切忌发渴。　　　　　特别忌讳口发渴。

〔**注解**〕

①腰痛：病症名。指腰部一侧或两侧疼痛，或痛连脊椎的病症。腰为肾之外候，凡因劳累过度，年老体衰，肾气亏损，或因感受外邪、外伤等致腰部经络循行受阻，均可发生腰痛。

②肾着：古病名。多由腰部冷湿内著所致。症见腰部冷痛重着，转侧不利，虽静卧亦不减，遇阴雨则加重。

③肾虚：又称肾气虚。因禀赋素弱，肾气不足，或久病，房劳过度，损伤肾气而表现为腰脊酸痛、足跟痛、齿摇发脱、性功能减退、尺脉无力等症状。

④脚气：病名，又称脚弱。因外感湿邪风毒，或饮食厚味所伤，积湿生热，流注于脚而成。其症表现为腿脚麻木、酸痛，软弱无力，或挛急，或肿胀，或萎枯，或胫红肿、发热，进而入腹攻心，小腹不仁，呕吐不食，心悸，胸闷，气喘，神志恍惚，言语错乱。

⑤痿：病名。多因肺热伤津，湿热浸淫，或气血不足，肝肾亏损等所致肢体筋脉弛缓，软弱无力。临床表现为四肢软弱无力，尤以下肢痿弱、足不能行较多见。日久可致肌肉萎缩而不能随意运动。

⑥痹：闭阻不通之意。泛指邪气闭阻躯体或内脏经络而引起的病证。多因风、寒、湿三种邪气，侵犯肌表经络和骨节，发生关节或肌肉疼痛、肿大和重着等症状。临床主要可分"风痹"、"寒痹"、"湿痹"和"热痹"四种痹证。

⑦五疸：出自《金匮要略·黄疸病脉证并治》，把疸病分为黄疸、谷疸、酒疸、女劳疸和黑疸五种，故称五疸。

原文	译文
脉得诸沉，	切脉诊得诸沉脉，
责其有水①。	便可说明有水肿。
浮气与风②，	脉浮气水或风水，
沉石③或里。	脉沉石水或里水。
沉数为阳④，	沉脉兼数为阳证，
沉迟为阴⑤。	沉脉兼迟为阴证。
浮大出厄，	脉来浮大出困境，
虚小可惊。	脉来虚小应吃惊。
胀满⑥脉弦，	胀满脉象多现弦，
脾受肝虐。	脾受肝气来侵犯。
湿热⑦数洪，	湿热内蕴脉洪数，
阴寒⑧迟弱。	阴聚寒积脉迟弱。
浮为虚满⑨，	脉现浮象为虚胀，
紧则中实⑩。	脉现紧象是中实。
浮大可治，	脉象浮大尤可治，

虚小危极。	脉象虚小病危急。
五脏为积，	五脏包块叫做积，
六腑为聚。	六腑积块叫做聚。
实强者轻，	脉来实强病证轻，
沉细者剧。	脉来沉细病情剧。
中恶⑪腹胀，	中恶而见腹胀满，
紧细者生。	脉细而紧病可愈。
脉若浮大，	脉象如若浮而大，
邪气⑫已深。	邪气已经深入里。

〔注解〕

①水：即为水气（从病理而言），亦可称水肿（是从症状而言）。

②风水：水肿病的一种。多由风邪侵袭，肺气失于宣降，不能通调水道，而致水湿潴留体内。症见发病急骤、发热恶风、面目四肢浮肿、骨节疼痛、小便不利、脉浮等。

③石水：古病名。水肿病的一种。多因肝肾阴寒、水气凝聚下焦所致。症见少腹肿大、坚如石，胁下胀痛，腹满不喘，脉沉等。

④阳水：水肿病两大类型之一。因肺失宣降，水不下行而引起的水肿。临床表现为上部先肿，皮色黄赤，便秘口渴，脉沉数。一般多属实证，来势急骤。

⑤阴水：水肿病两大类型之一。因脾肾阳虚，不能化水制水而成水肿。临床表现多见下肢先肿，皮色淡白或晦暗，口淡，便溏，脉沉迟。一般多属虚证，来势缓慢。

⑥胀满：是一种常见症状。多出现于胸胁、腹部，因肝失疏泄、脾失健运、气机阻滞所致。

⑦湿热：湿和热相合之邪。可分别在脾胃、肝胆及下焦大肠、膀胱或皮肤筋脉等部位致病。又指湿病中的一种，是湿热之邪传入气分所致病证，可见发热、头痛、身重、腹满、小便短而黄赤、舌红苔黄腻、脉洪数等症。

⑧阴寒：病因。即外感之寒邪或阳虚所生之内寒。因寒属阴性，故名。

⑨虚满：亦称"虚胀"。为胀之属于虚者。本病多因气虚或脾肾阳虚，运化失常，气机阻滞而致。症见腹胀痞满、饮食不化、大便不实、神疲体倦、面色㿠白、舌淡脉细等。

⑩中实：即腹中有实滞。

⑪中恶：病证名。卒感秽恶，心痛腹胀，大便不通，昏倒，口不能言。或指小儿病证。《诸病源候论·中恶》："小儿中恶者……其状先无他病，卒然心腹刺痛，闷乱欲死是也。"

⑫邪气：泛指各种致病因素及其病理损害，或指风、寒、暑、湿、燥、火六淫和疫疠之气等致病因素。因从外侵入人体，故又称外邪。

原文	译文
痈疽①浮散，	痈疽脉来浮而散，
恶寒发热。	症见发热又恶寒。
若有痛处，	身上若有疼痛处，
痈疽所发。	此处痈疽可出现。
脉数发热，	出现数脉身发热，
而痛者阳。	兼见疼痛属阳证。
不数不热，	脉象不数身不热，
不疼阴疮②。	又不疼痛是阴疮。
未溃③痈疽，	尚未溃烂之痈疽，
不怕洪大。	不怕脉来洪又大。
已溃痈疽，	已经溃烂之痈疽，
洪大可怕。	脉来洪大实可怕。
肺痈已成，	肺部痈疽已形成，
寸数而实。	寸部脉象数而实。
肺痿④之形，	肺痿之病已形成，
数而无力。	脉象虽数却无力。
肺痈色白，	肺痈患者面色白，

脉宜短涩。	脉象总宜短而涩。
不宜浮大，	如若浮大不适宜，
唾糊呕血。	又恐唾糊和呕血。
肠痈⑤实热，	肠痈之病属实热，
滑数可知。	脉来滑数便可测。
数而不热，	脉显数而身不热，
关脉芤虚。	关部脉芤又虚弱。
微涩而紧，	脉来微涩而兼紧，
未脓当下。	痈未成脓应攻下。
紧数脓成，	脉来紧数脓已成，
切不可下。	千万不要再攻下。

〔注解〕

①痈疽：病名。疮面浅而大者为痈，疮面深而恶者为疽。是气血为毒邪所阻滞，发于肌肉筋骨间的疮肿。《灵枢·玉版》："阴气不足，阳气有余，营气不行，乃发为痈疽。"

②阴疮：病名。又名阴蚀、阴𧏮、𧏮疮等。因情志郁火，损伤肝脾，湿热下注，郁蒸生虫，虫蚀阴中所致。症见外阴部溃烂，形成溃疡，脓血淋漓，或痛或痒，肿胀坠痛，多伴有赤白带下、小便淋漓等。

③溃：身体某部的疮肿因腐烂而破口。

④肺痿：病名。指肺叶痿弱不用，临床是以咳吐浊唾涎沫为主症。《金匮要略·肺痿肺痈咳嗽上气病》篇说："寸口脉数，其人咳，口中反有浊唾涎沫者何？师曰：为肺痿之病。"

⑤肠痈：病名。《金匮要略·疮痈肠痈浸淫病脉证并治》："肠痈者，少腹肿痞，按之即痛，如淋，小便自调，时时发热，自汗出，复恶寒，其脉迟紧者脓未成……脉洪数者，脓已成，不可下也。"

八、妇儿脉法

原文	译文
妇人之脉，	诊察妇女之脉象，
以血为本。	要以营血为根本。
血旺易胎，	阴血旺盛易成胎，
气旺难孕。	阳气偏盛难受孕。
少阴①动甚，	手少阴脉搏动急，
谓之有子。	可以断定是怀孕。
尺脉滑利，	尺部脉滑很流利，
妊娠可喜。	定是妊娠可贺喜。
滑疾而散，	尺脉滑疾略带散，

胎必三月。	怀胎三月必无疑。
但疾不散，	尺脉虽疾无散象，
五月可必。	怀胎五月可定期。
左疾为男，	左尺脉疾多为男，
右疾为女。	右尺脉疾多是女。
女腹如箕②，	女胎母腹如簸箕，
男腹如釜③。	男胎母腹如锅底。
欲产④之脉，	即将临产之脉象，
其至离经⑤。	搏动急滑名离经。
水下乃产，	羊水一下就生产，
未下勿惊。	羊水未下别着急。
新产之脉，	新产之后看脉象，
缓滑为吉。	搏动缓滑为吉利。
实大弦牢，	若见实大弦牢脉，
有症则逆。	出现病症便为逆。

〔注解〕

①少阴：本文指手、足少阴脉。各属于心肾二经。心主血脉，肾主藏精，精血旺盛则易孕。

②箕：指孕妇的腹部如簸箕底般隆起，横面长而宽。

③釜：指孕妇的腹部如锅底般突出，其状是尖圆。

④欲产：将要生产的时候。

⑤离经：指孕妇欲产时出现脉搏滑而快的异常脉象，称为离经脉。

原文	译文
小儿之脉，	诊察小儿之脉象，
七至①为平。	一息七次为标准。
更察色症，	再看面色与主症，
与虎口纹②。	还可察看虎口纹。

〔注解〕

①七至：一呼一吸脉来七次。

②虎口纹：即小儿指纹。见于食指内侧近掌之处的脉管纹。将食指的三个关节定三关：近掌一节名为风关；第二节名为气关；第三节名为命关。以其形状、颜色来诊断病情。

九、奇经八脉诊法

原文	译文
奇经八脉①，	奇经脉络有八种，
其诊又别。	它的诊法又不同。

直上直下，	直上直下形弦长，
浮则为督[②]。	三部现浮是督脉。
牢则为冲[③]，	三部现牢是冲脉，
紧则任脉[④]。	三部现紧是任脉。
寸左右弹，	寸部脉紧左右弹，
阳蹻[⑤]可决。	阳蹻脉象可决断。
尺左右弹，	尺部脉紧左右弹，
阴蹻[⑥]可别。	阴蹻脉象可分辨。
关左右弹，	关部脉紧左右弹，
带脉[⑦]当诀。	带脉脉象可判断。
尺外斜上，	尺脉向外斜上方，
至寸阴维[⑧]。	上至寸部为阴维。
尺内斜上，	尺脉向内斜上方，
至寸阳维[⑨]。	上至寸部名阳维。
督脉为病，	督脉如若生病变，
脊强巅痛。	脊柱强痛或头痛。
任脉为病，	任脉有病之见症，
七疝[⑩]瘕坚。	七种疝气或瘕积。
冲脉为病，	冲脉有病之见症，

逆气里急。	气往上逆腹内急。
带主带下，	带脉有病为带下，
脐痛精失。	脐腹疼痛精遗失。
阳维寒热，	阳维有病生寒热，
目眩僵⑪仆。	两目眩晕身僵直。
阴维心痛，	阴维有病心疼痛，
胸胁刺筑⑫。	胸胁刺痛心动悸。
阳跷为病，	阳跷有病之见症，
阳缓阴急。	阳脉迟缓阴脉急。
阴跷为病，	阴跷有病之见症，
阴缓阳急。	阴脉迟缓阳脉急。
癫痫瘛疭⑬，	癫痫发作抽搐紧，
寒热恍惚⑭。	寒热往来神志昏。
八脉脉症，	八种脉象和病症，
各有所属。	各有所属应区分。

〔注解〕

①奇经八脉：简称奇经。指十二经以外的经脉，包括任脉、督脉、冲脉、带脉、阴跷脉、阳跷脉、阴维脉、阳维脉等八条经脉。具有联系十二经脉，调节人体阴阳、营卫、气血的作用。如将十二经脉比作江

河，奇经八脉犹如湖泽。

②督：称督脉。奇经八脉之一。其主行路线，从会阴部开始，向后沿着脊柱内上行，到风府入脑，上行头顶，沿额、鼻柱至上齿。其病症多与诸阳经的病变有关，表现为脊强直、角弓反张、女子不孕等症。

③冲脉：其主行路线，起于气冲穴部位与足少阴肾经相并，夹脐旁上行，到胸中后分散。主要表现为气上冲心、月经不调、崩漏、不孕等症。

④任脉：奇经之一。其主行路线，从会阴部开始，向前沿腹、胸正中线直上，至咽喉，向上到下颌部，环绕口唇，沿着面颊，到达目下。其主要表现为男子疝气，女子月经不调、崩漏、带下、不孕、流产、癥瘕等病症。

⑤阳跷：即为阳跷脉，奇经之一。其循行路线，起于跟中，沿足外踝（申脉）上行，经髋部、胁肋和肩胛部外侧，从面颊部至内眦，上行入于风池，从风府穴处入脑。《难经·二十八难》："阳跷脉者，起于跟中，循外踝上行，入风池。"

⑥阴跷：即阴跷脉。奇经之一。《难经·二十八难》："阴跷脉者，亦起于跟中，循内踝上行，至咽喉，交贯冲脉。"

⑦带脉：奇经之一。其循行路线，起于季胁下，围绕腰腹一周。其病症如《难经·二十九难》所说"带脉之为病，腹满，腰溶溶若坐水中"，并与妇科疾患有关。

⑧阴维：奇经之一。其循行路线，从足少阴肾经的筑宾穴开始，沿下肢内侧向上，进入小腹，通过胁肋、胸腔，上至咽部。其表现为心痛、胃病等阴经里证。

⑨阳维：奇经之一。其循行路线，从足太阳膀胱经的金门穴开始，沿下肢外侧向上，经胁肋，至肩胛，循行于耳后及头侧。其表现为恶寒发热的阳经表证。

⑩七疝：《医宗必读》把疝气分为七种，即冲疝、狐疝、㿉疝、癀疝、癃疝、癞疝。

⑪僵：直挺，不灵活。《素问·厥论》："太阳厥逆，僵仆呕血善衄。"

⑫刺筑：如捣动般刺痛。

⑬瘛疭：病证名。又称抽搐、搐搦、抽风。瘛，筋脉拘急而缩；疭，筋脉缓纵而伸。手足伸挛交替，抽动不已，称为瘛疭。

⑭恍惚：证名。指神思不定，慌乱无主。由于七情内伤，外邪内干，发汗过多而损伤心气，以致精神不守。

十、真脏绝脉

原文	译文
病脉既明，	各种病症脉象明，
吉凶当别。	预后好坏应分清。

经脉之外,	正经奇经八脉外,
又有真脉①。	还有所谓真脏脉。
肝绝②之脉,	肝脏真气衰绝脉,
循刀责③责。	好像循摸利刀刃。
心绝之脉,	心脏真气衰绝脉,
转豆躁疾④。	如豆旋转很躁急。
脾则雀啄,	脾绝脉象如雀啄,
如屋之漏。	或如屋漏滴雨水。
如水之流,	或如细水缓缓流,
如杯之覆。	或如杯倒水滴滴。
肺绝如毛,	肺绝脉象浮如毛,
无根萧索⑥。	漂浮无根很萧条。
麻子动摇,	如同麻子之动摇,
浮波之合⑦。	或如浮波之闭合。
肾脉将绝,	肾脏真气即将绝,
至如省客⑧。	脉来如同等宾客。
来如弹石,	脉来好像弹石子,
去如解索。	脉去好像解绳索。
命脉将绝,	命门脉象即将绝,

外游鱼翔。　　　　脉如虾游或鱼翔。

至如涌泉，　　　　脉如涌泉升无降，

绝在膀胱。　　　　真气衰绝在膀胱。

真脉既形，　　　　真脏脉象已形成，

胃已无气。　　　　脉中胃气已伤亡。

参察脉症，　　　　仔细察看脉与症，

断之斯易。　　　　正确诊断易成功。

阳病见阴，　　　　阳热之证见阴脉，

病必危殆。　　　　病情加重必危殆。

阴病见阳，　　　　阴寒之证见阳脉，

虽困无害。　　　　病虽严重无妨害。

上不至关，　　　　尺脉搏动不到关，

阴气已绝。　　　　说明阴气已衰绝。

下不至关，　　　　寸脉搏动不到关，

阳气已竭。　　　　说明阳气已衰竭。

伏脉止歇，　　　　伏脉中间有歇止，

脏绝倾危。　　　　五脏衰绝病危急。

散脉无根，　　　　散脉重按无根蒂，

形损难医。　　　　形体亏损病难医。

〔**注解**〕

①真脉：即真脏脉，五脏真气败露的脉象。即无神、无胃气、无根的脉，可见于疾病的危重阶段。

②责：责罚之意。本文指脉来如按刀刃。

③绝：穷尽之意。本文指脏气衰竭。

④疾：急速之意。

⑤雀啄：即雀啄脉。七怪脉之一。脉象急数，节律不调，止而复作，如雀啄食之状。

⑥萧索：萧条；冷落。水文指脉沉，候无动静。

⑦浮波之合：比喻脉象如水面微波两相撞击，前后不能分清。

⑧省客：脉象。初充塞于指端，旋即鼓动而去。《素问·大奇论》："脉至如省客，省客者，脉塞而鼓，是肾气予不足也。"

七言诀

一、浮

原文　浮脉，举①之有余②，按③之不足④（《脉经》）。如微风吹鸟背上毛，厌厌⑥聂聂；如循榆荚（《素问》），如水漂木，如捻葱叶。

译文　浮脉，轻取时搏动有力，重按时显得无力。好像微风吹动鸟背上的羽毛，徐徐微微；又像循摸榆钱，也像水上漂木，还像捻着葱叶。

〔体状诗〕

原文	译文
浮脉唯从肉上行，	浮脉仅仅在肌肉上搏动，
如循榆荚似毛轻。	如循摸榆钱羽毛那样轻盈。
三秋得令知无恙，	秋季它与时令相应不为病脉，

久病逢之却可惊。　久病见到浮脉即为危症。

〔相类诗〕

原文	译文
浮如木在水中浮，	浮脉好像木头在水上漂浮，
浮大中空乃是芤。	浮大脉中间空虚就叫做芤。
拍⑥拍而浮是洪脉，	咚咚搏动浮而有力是洪脉，
来时虽盛去悠悠⑦。	来时虽强盛去时却慢慢悠悠。
浮脉轻平似捻葱，	浮脉轻缓平和如手捻葱，
虚来迟大豁⑧然空。	虚脉来时迟缓大而中空。
浮而柔细方为濡，	浮而柔软细小即为濡脉，
散似杨花无定踪。	散脉似杨花飘散无影无踪。

〔主病诗〕

原文	译文
浮脉为阳表病居，	浮脉为阳邪亢盛主表证，
迟风数热紧寒拘⑨。	浮迟属风浮数为热浮紧寒凝。
浮而有力多风热，	浮而有力多是风热疾患，
无力而浮是血虚。	浮而无力多见于气血亏损。

〔分部诗〕

原文	译文
寸浮头痛眩生风，	寸部脉浮因风目眩头痛，
或有风痰聚在胸。	或因风热浊痰积聚胸中。
关上脾虚肝气旺，	关部脉浮主病脾虚肝盛，
尺中溲便⑩不流通。	尺部脉浮主病二便不通。

〔注解〕

①举：切脉指法。切脉时用不同的指力和手法诊测脉象的方法。轻指力而浮取为举。《诊象枢要》："持脉脉要有三，曰举、曰按、曰寻。轻手循之曰举……"

②有余：饱足之意。本文表示脉搏动有力，超过常态。

③按：切脉指法。重指力而沉取为按。《诊象枢要》："重手取之曰按。"

④不足：表示脉搏无力。

⑤厌厌：微弱。

⑥拍拍：脉搏动时应指有力的感觉。

⑦悠：缓慢。

⑧豁：开阔之意。引申为空虚。

⑨寒拘：《素问·举痛论》："寒则气收。"寒性收

引。寒客经络关节，经脉拘急。

⑩溲：便溺，特指小便。便：本文指大便。

二、沉

原文 沉脉，重手按至筋骨乃得（《脉经》）。如绵裹砂，内刚外柔；如石投水，必极其底。

译文 沉脉，加重力量按到筋骨之间才能得到。好像棉絮包裹砂石，里面坚硬外面柔软；又像石子投入水中，必然沉到水底。

〔体状诗〕

原文	**译文**
水行阔下脉来沉，	犹如水往低处流脉来深沉，
筋骨之间软①滑匀。	在筋骨之间搏动软滑均匀。
女子寸兮男子尺，	女子寸部男子尺部出现沉脉，
四时如此号为平。	一年四季见此脉均为正常。

〔相类诗〕

原文

沉帮筋骨自调匀，
伏则推筋着骨寻。
沉细如绵真弱脉，
弦长实大足牢形。

译文

沉脉在筋骨之间搏动均匀，
伏脉推移到筋骨才可找寻。
沉而细软如绵称为弱脉，
沉而弦长实大是牢脉之形。

〔主病诗〕

原文

沉潜②水蓄阴经病，
数热迟寒滑有痰。
无力而沉虚与气，
沉而有力积并寒。

译文

沉脉反映水饮停留阴经病变，
沉数里热沉迟内寒沉滑有痰。
沉而无力大多是阳虚与气陷，
沉而有力是属于积滞和里寒。

〔分部诗〕

原文

寸珍痰郁③水停胸，
关主中寒痛不通④。

译文

寸脉沉主痰郁水饮停留胸中，
关脉沉主中焦寒冷疼痛不通。

尺部遗⑤浊并泄痢，　　尺脉沉主白浊遗精腹泻下痢，

肾虚腰及下元痌⑥。　　或见肾气虚弱腰部及下腹疼。

〔注解〕

①软：软弱无力。

②潜：引申为深藏。

③痰郁：郁证之一种。由于痰气郁结所致。症见动则喘息，或咳嗽，胸闷，咽中梗阻，脉沉而滑。

④痛不通：由于寒性凝滞，致气血不通而引起疼痛。

⑤遗：此文"遗"有两种意义。指遗尿，即小便不能随意控制而自遗，或指睡眠中小便遗出，多见于小儿，由下元虚冷、肾气不固所致；或为遗泄，即遗精，指不在性交时精液自行泄出，或专指滑精，由于心肾不交、肾元亏损所致。

⑥痌：疼痛。

三、迟

原文　迟脉，一息三至，去来极慢（《脉经》）。

译文　迟脉，一呼一吸之间搏动三次，来去极其缓慢。

〔体状诗〕

原文	译文
迟来一息至唯①三，	迟脉搏动一息之间只来三次，
阳不胜阴②气血寒③。	阳不胜阴而导致气血虚寒。
但把浮沉分表里，	不仅要在沉部浮部分清表里，
消极须益火之源④。	为消除阴邪还需要益火之源。

〔相类诗〕

原文	译文
脉来三至号为迟，	脉搏一息三次称为迟脉，
小⑤快于迟作缓持。	比迟脉稍快当作缓脉来看。
迟细而难知是涩，	迟而细搏动艰难就知是涩脉，
浮而迟大以虚推。	浮而迟大应该以虚脉来推断。

〔主病诗〕

原文	译文
迟司脏病或多痰⑥，	迟脉反映病变在脏或者多痰，
沉痼⑦癥瘕仔细看。	沉主癥瘕痼疾须仔细察看。

有力而迟为冷痛⑧，　　　有力而迟多为寒凝冷痛，
迟而无力定虚寒。　　　无力而迟定是虚寒为患。

〔分部诗〕

原文　　　　　　　　**译文**

寸迟必是上焦⑨寒，　　　寸部脉迟必主上焦虚寒，
关主中寒痛不堪。　　　关部脉迟主中焦寒痛不堪。
尺是肾虚腰脚重，　　　尺部脉迟为肾虚腰脚沉重，
溲便不禁⑩疝牵丸。　　　小便不禁疝气疼痛牵连睾丸。

〔注解〕

①唯：独，仅只。

②阳不胜阴：阳气虚而不胜阴，则出现阴相对亢盛，《素问·阴阳应象大论》说"阴胜则阳病"、"阴胜则寒"。

③气血寒：气血不足而出现虚寒病变。

④益火之源：治则之一。即用扶阳益火之法，以消阴邪。《素问·至真要大论》王冰注曰"益火之源，以消阴翳"，临床用于治疗肾阳虚（命门火衰）而出现阳微阴盛的寒证。其症见腰脊酸痛、脚软身冷、阳痿滑泄等，法当温补肾阳、消除阴寒。

⑤小：稍微。

⑥痰：既是水液代谢障碍的病理产物，也是某些疾病的致病因素。古人说："积水成饮，饮凝成痰。"其产生与肺、脾、肾三脏有关，主要与前两者关系密切，有"脾为生痰之源"、"肺为贮痰之器"的说法。

⑦痼：难以治愈的顽症。

⑧冷痛：多因寒邪内侵或阳气不足而致的疼痛，常见于头、腰、脘腹部的疼痛。

⑨上焦：三焦的上部，从咽喉至胸膈部分。《灵枢·决气》："上焦开发，宣五谷味，熏肤，充身，泽毛，若雾露之溉，是谓气。"

⑩溲便不禁：病名，又称失溲，又名小便失禁。指小便不能随意控制而自遗。以虚证为多，亦有属实热证者。

四、数

原文 数脉，一息六至（《脉经》）。脉流薄疾（《素问》）。

译文 数脉，一呼一吸之间搏动六次。脉气流动十分急迫。

〔体状诗〕

原文	译文
数脉息间常六至，	数脉一呼一吸常来六次，
阴微①阳盛②必狂烦③。	阴衰阳盛多见发狂心烦。
浮沉表里分虚实，	浮数表热沉数里热又分虚实，
唯有儿童作吉看。	只有儿童才可当做吉象来看。

〔相类诗〕

原文	译文
数比平人多一至，	数脉比正常人一息多一次，
紧来如索似弹绳。	紧脉搏动好似绳索在弹动。
数而时止名为促，	脉数而有时歇止名叫促脉，
数见关中动脉形。	脉数见于关部是动脉之形。

〔主病诗〕

原文	译文
数脉为阳热可知，	数脉是阳亢热盛可以知晓，
只将心肾火来医。	只需把心火肾火加以治疗。

实宜凉泻虚温补，　　　　　实火宜凉泻虚火适于温补，

肺病深秋却畏之④。　　　　深秋患肺病怕把数脉遇到。

〔分部诗〕

原文　　　　　　　　　　　**译文**

寸数咽喉口舌疮，　　　　　寸脉数主咽喉疼痛口舌生疮，

吐红咳嗽肺生疡。　　　　　或为吐血或为咳嗽肺生脓疡。

当关胃火⑤并肝火⑥，　　　关脉数右主胃火左为肝火，

尺属滋阴降火汤。　　　　　尺脉数可投用滋阴降火汤。

〔注解〕

①阴微：同阴虚。即指阴分不足、津血亏损的证候。

②阳盛：阳热炽盛。一般指邪热盛，而人体正气亦盛。表现为壮热、无汗、气粗、烦躁、口干等证候。《素问·调经论》："阳盛则外热。"

③烦：引申为烦躁、烦恼或烦闷。

④肺病秋深却畏之：肺脏属金，秋天又为金当令，如果出现数脉，数为火盛，火克金，可能病转严重。所以患肺病者在深秋之时，出现数脉是可怕的。

⑤胃火：又称胃热，指热邪犯胃，或过食煎炸炙煿以致胃中燥热的病证，可见口渴、口臭、消谷善饥、

嘈杂、小便短赤、大便秘结等表现。若胃热化火，则见口腔糜烂、牙龈肿痛等。

⑥肝火：指肝气亢盛的热象。多因七情过极、肝阳化火或肝经蕴热所致。症见头晕、面红、目赤、口苦、急躁易怒、舌边尖红、脉弦数，甚或昏厥、发狂、呕血等。

五、滑

原文　滑脉，往来前却，流利展转①，替②替然如珠之应指（《脉经》）。辘辘③如欲脱。

译文　滑脉，搏动来去都流利、圆滑，交替出现，好像圆珠在指下滚动，欲掉落一样。

〔体状相类诗〕

原文	**译文**
滑脉如珠替替然，	滑脉好像滚珠交替出现，
往来流利却还前。	往来流畅顺利持续不断。
莫将滑数为同类，	不要把滑数脉混为一谈，
数脉唯看至数间。	诊断数脉只据至数来看。

〔主病诗〕

原文	译文
滑脉为阳元气④衰，	滑脉主阳邪亢盛元气衰败，
痰生百病食生灾。	诸疾多因痰和伤食产生病灾。
上为吐逆下蓄血⑤，	上逆为呕吐下瘀成蓄血，
女脉调时定有胎。	妇女脉象滑利定是有胎。

〔分部诗〕

原文	译文
寸滑膈痰生呕吐，	寸脉滑主胸膈有痰而生呕吐，
吞酸⑥舌强⑦或咳嗽。	或为吐酸或为舌强或为咳嗽。
当关宿食肝脾热，	关脉滑主宿食不消肝脾有热，
渴痢癫⑧淋⑨看尺部。	消渴下痢癫疝淋病滑现尺部。

〔注解〕

①展转：反复，转移不定。

②替：更，代。如更替、替换。

③辘辘：转动的样子。

④元气：亦称原气、真气。由先天之精化生而来，又要水谷精微的滋养和补充。《灵枢·刺节真邪》说

"真气者，所受于天，与谷气并充身者也"，是人体生命活动的原动力。

⑤蓄血：《血证论》："蓄血者，或伤寒传经之邪，或温疫时气之邪，传于血室之中，致周身之血，皆为邪所招致，而蓄聚胞中，小腹胀痛，其人或寒或热，昼日明了，夜则谵语，甚则发狂，呼叫打骂。"又泛指多种瘀血蓄积于内的证候。

⑥吞酸：症名。又称咽酸。酸水自胃中上满至咽喉，咽喉难受，随即吞咽而下，故名吞酸。

⑦舌强：舌体强硬，运动不灵。又名舌本强。多兼见语言謇涩不清。若兼有半身不遂、口眼㖞斜等症，多属中风。若舌强硬、舌质红绛、神昏谵语者，多属热入心包，或高热伤津，燥火炽盛，筋脉失养所致。

⑧癀：病名，指癀疝。睾丸肿大坚硬，重坠胀痛或麻木不知痛痒。或指妇女少腹肿的病症。

⑨淋：病证名。小便频数短涩，滴沥刺痛，欲出未尽，小腹拘急，或痛引腰腹者为淋证。《丹溪心法·淋》说："淋有五，皆属乎热。"此病初起，多属湿热蕴结膀胱，日久则由实转虚，或虚实夹杂。

六、涩

原文 涩脉，细而迟，往来难，短且散，或一止复来（《脉经》）。参伍不调（《素问》）。如轻刀刮竹（《脉诀》）。如雨沾沙（通真子），如病蚕食叶。

译文 涩脉，细小而迟慢，搏动艰难，脉体短而散，或停一次而又重来，脉律不整。好像轻刀刮竹那样迟慢滞涩，又像雨点沾沙那样容易分散，也像病蚕食叶那样缓慢艰难。

〔体状诗〕

原文	译文
细迟短涩往来难，	涩脉细迟短涩往来十分艰难，
散止依稀①应指间。	似散似止仿佛隐约搏动指间。
如雨沾沙容易散，	如同雨水沾沙那样容易分散，
病蚕食叶慢而艰。	又像病蚕食叶那样缓慢艰难。

〔相类诗〕

原文	译文
参伍不调名曰涩，	脉来三五不齐名叫涩脉，
轻刀刮竹短而难。	好似轻刀刮竹短涩艰难。
微似秒芒微软甚，	微脉犹如禾芒十分微软，
浮沉不别有无间。	浮沉难辨若有似无之间。

〔主病诗〕

原文	译文
涩缘②血少③或伤精，	涩脉因营血虚少或精液亏损，
反胃亡阳④汗雨淋。	或因反胃亡阳大汗如雨淋漓。
寒湿入营为血痹⑤，	或因寒湿侵入营血而致血痹，
女人非孕即无经。	妇女脉涩不是怀孕便是闭经。

〔分部诗〕

原文	译文
寸涩心虚⑥痛对胸，	寸脉涩主心气虚胸中疼痛，
胃虚胁胀察关中。	脾胃虚弱两胁胀诊察关中。
尺为精血俱伤后，	尺部脉涩在精血俱伤之后，
肠结⑦溲淋或下红⑧。	出现便秘尿淋或下血肠风。

〔注解〕

①依稀：仿佛。

②缘：循，沿，因。

③血少：同血虚证。

④亡阳：阳气衰竭的危重证候。可见大汗淋漓，汗出如珠，畏冷蜷卧，四肢厥冷，精神委靡，面色苍

白，呼吸微弱，渴喜热饮，脉微欲绝。

⑤血痹：病名，其主要症状为身体麻木、游走性痹痛、脉微而涩紧，是由于血气内虚，劳倦汗出，或当风睡卧，邪气乘虚侵入，使血气闭阻不通所致。

⑥心虚：证名。其症状可见心悸，健忘，失眠，多梦，眩晕，面色口唇淡白，舌质淡白，脉细弱。多因血的生化之源不足，或继发于失血之后，或见于热病伤阴，亦因七情内伤，阴血暗耗所致。

⑦肠结：即便秘。

⑧下红：指大小便出血。

七、虚

原文 虚脉，迟大而软，按之无力，隐指豁豁然空（《脉经》）。

译文 虚脉，搏动迟缓，浮大而软，重按则觉无力，隐约搏动指下，有忽然空虚的感觉。

〔体状相类诗〕

原文	译文
举之迟大按之松，	轻取大而迟缓重按觉得松软，
脉状无涯类谷空。	虚脉形状无边际如空谷一般。

莫把芤虚为一例，　　不要错把芤脉虚脉混为一谈，
芤来浮大似慈葱①。　　芤脉搏动浮大好像手握葱管。

〔主病诗〕

原文

脉虚身热为伤暑②，
自汗③怔忡④惊悸⑤多。
发热阴虚须早治，
养阴益气莫蹉跎⑥。

译文

脉虚身热多因伤于暑热，
自汗怔忡惊悸症状很多。
发热阴虚必须及早医治，
养阴益气莫把时机错过。

〔分部诗〕

原文

血不营心寸口虚，
关中腹胀食难舒。
骨蒸痿痹⑦伤精血，
却在神门两部居。

译文

血虚不能养心寸口脉虚，
关脉虚主腹胀食滞气郁。
若见骨蒸痿痹损伤精血，
脉象虚弱就在左右两尺。

〔注解〕

①慈葱：食用葱的一种。

②伤暑：病名。指夏月中暑病证的总称，又指暑

证之轻者。《医学心悟》:"伤暑者,感之轻者也……中暑者,感之重者也。"

③自汗:经常汗出不止,活动后更甚,多因气虚卫阳不固所致。

④怔忡:是心跳剧烈的一种症状。《素问玄机原病式》:"心胸躁动,谓之怔忡。"是心悸证的进一步发展,由于心阴虚损或心阳不足所致。

⑤惊悸:心悸若因惊恐、恼怒而发作的,称为惊悸。

⑥蹉跎:时间白白过去,光阴虚度。本文之意即不要错过治疗良机。

⑦痿痹:痿是以四肢筋脉弛缓、软弱无力为主症,尤以下肢痿弱,足不能行较多见。多因肺热伤津,湿热浸淫,或气血不足,肝肾亏虚等所致。而痹多由风、寒、湿三气杂至壅闭经络,引起血气凝涩不行。

八、实

原文 实脉,浮沉皆得,脉大而长,应指幅幅然(《脉经》)。

译文 实脉,在浮部和沉部都可以触摸到,脉体大而长,在指下强而有力地搏动。

〔体状诗〕

原文	译文
浮沉皆得大而长，	浮沉两部脉象若都大而且长，
应指无虚幅幅强。	搏动应指毫不虚弱有力坚强。
热蕴三焦成壮火①，	则主邪热蕴积三焦壮火炽盛，
通肠发汗始安康。	用泻下发汗法治疗才可安康。

〔相类诗〕

原文	译文
实脉浮沉有力强，	实脉在浮沉部均显有力坚强，
紧如弹索②转无常。	紧脉如同绳索弹动旋转无常。
须知牢脉帮③筋骨，	必须知道牢脉搏动紧靠筋骨，
实大微弦更带长。	脉象表现出实大微弦更带长。

〔主病诗〕

原文	译文
实脉为阳火郁成，	实脉为阳邪火热郁结而成，
发狂谵语④吐频频。	症状见发狂谵语呕吐频生。

| 或如阳毒或伤食， | 或因阳毒炽盛或饮食伤胃， |
| 大便不通或气疼。 | 或因大便不通或气郁疼痛。 |

〔分部诗〕

原文	译文
寸实应知面热风，	寸部脉实应知是头面风热盛，
咽疼舌强气填胸。	咽喉疼痛舌根强直气满填胸。
当关脾热⑤中宫⑥满，	关部脉实脾中有热脾胃胀满，
尺实腰肠痛不通。	尺部脉实腰腹疼痛大便不通。

〔注解〕

①壮火：指过亢的、能耗损人体正气的火热之邪。《素问·阴阳应象大论》："壮火食气……壮火散气。"

②弹索：弹，弹动。索，绳索。

③帮：中空物体旁边的部分。引申为靠近。

④谵语：神识昏糊，胡言乱语，声高有力的是谵语，见于热扰心神的实证。

⑤脾热：泛指脾的各种热证。《素问·刺热》："脾热病者鼻先赤。"又说"脾热病者，先头重颊痛，烦心颜青，欲呕身热，热争则腰痛不可俯仰，腹满泄，两颌痛"。

⑥中宫：指脾胃。

九、长

原文　长脉，不大不小，迢迢①自若②（朱氏）。如揭长竿末梢，为平；如引绳，如循长竿，为病（《素问》）。

译文　长脉，脉象不大不小，长而安定。好像持着长竿的末梢，是正常；如果像拉直了的绳索，或如摸着长竿，是有病。

〔体状相类诗〕

原文	译文
过于本位脉名长，	搏动超过寸关尺脉名叫长，
弦则非然但满张。	弦脉则不同但很饱满紧张。
弦脉与长争较远？	弦脉与长脉比较谁近谁远？
良工尺度自能量。	高明医生的尺度自能衡量。

〔主病诗〕

原文	译文
长脉迢迢大小匀，	长脉长而柔和大小均匀，

反常为病似车绳。　　　反常有病好似牵引索绳。

若非阳毒癫痫病，　　　若不是阳毒或癫痫之病，

即是阳明热③势深。　　　便是阳明热势十分炽盛。

〔注解〕

①迢迢：长远。

②自若：安定。

③阳明热：即热在阳明，有阳明经证与腑证之别。阳明经证表现为身大热、不恶寒、反恶热、大汗出、口大渴、脉洪大、舌红苔黄等症状；阳明腑证因热邪与有形之燥实内结所致，症见壮热或日晡潮热、手足漐然汗出、大便秘结或纯利稀水、绕脐痛、小便黄赤、脉沉滑等。

十、短

原文　短脉，不及本位①（《脉诀》），应指而回，不能满部（《脉经》）。

译文　短脉，不能达到脉的本来位置，在指下刚一搏动就回避了，不能充满寸关尺三部。

〔体状相类诗〕

原文	译文
两头缩缩名为短，	脉来两头回缩称作短脉，
涩短迟迟细且难。	涩脉虽短又见迟细艰难。
短涩而沉肺肾病，	短而涩兼沉主肺肾有病，
或因气塞或因痰。	或因气塞不通或因有痰。

〔主病诗〕

原文	译文
短脉唯于尺寸寻，	短脉只能在尺部寸部找寻，
短而滑数酒伤神。	短而滑数是因为酒毒伤神。
浮为血涩沉为痞②，	短兼浮主血少兼沉为痞满，
寸主头疼尺腹疼。	寸部短主头疼尺短为腹疼。

〔注解〕

①本位：指寸、关、尺的正常部位。

②痞：为五积之一，属脾之积。多因脾虚气郁，痞塞不通，留滞积结而成。例如胃脘有肿块突起、状如覆盘，肌肉消瘦，四肢无力等症。或为证名，指腹

腔内的积块。

十一、洪

原文 洪脉，指下极大（《脉经》），来盛去衰（《素问》），来大去长（通真子）。

译文 洪脉，在指下搏动极其洪大，来时强盛，去势渐弱，来时粗大，去时延长。

〔体状诗〕

原文	译文
脉来洪盛去还衰，	脉搏来时洪大强盛去时衰微，
满指滔滔①玄夏时。	切脉指下盈满滔滔适于夏季。
若在春秋冬月里，	如果在春秋冬季节见到洪脉，
升阳散火莫狐疑。	治疗用升阳散火法不必迟疑。

〔相类诗〕

原文	译文
洪脉来时拍拍然，	洪脉在到来之时如江水拍岸，
去衰来盛似波澜。	去时衰弱来时强盛就像波澜。

欲知实脉参差处，　　　要想知到实脉洪脉区别之处，

举按弦长愊愊坚。　　　实脉轻取重按都是弦长而坚。

〔主病诗〕

原文　　　　　　　**译文**

脉洪阳盛血玄虚，　　　洪脉主病阳邪亢盛阴血亏虚，

火热炎炎心病居。　　　症状表现为火旺身热心火炽。

胀满胃翻③须早治，　　　腹部胀满反胃呕吐必须早治，

阴虚泄痢可踌躇。　　　阴虚泄泻下痢应该慎重考虑。

〔分部诗〕

原文　　　　　　　**译文**

寸洪在左主心炎，　　　左手寸部脉洪是心火④上炎，

右寸洪时肺不堪。　　　右手寸部脉洪是肺部隐患。

肝火胃虚关内察，　　　肝阳上亢脾胃虚弱应诊关部，

肾虚阴火尺中看。　　　肾精亏损阴虚火旺尺部察看。

〔注解〕

①滔：水势增大。

②参差：长短、高低不齐。引申为有区别，不一

致。

③胃翻：又称翻胃（《卫生家宝产科备要》），又称反胃。食后脘腹胀满，朝食暮吐，或暮食朝吐，吐出不消化的食物，神疲乏力，舌淡，脉细无力。主要是由脾胃阳虚所致。

④心火：阳热内盛于心的病证。心火亢盛或是因情志之火内发，或是六淫郁而化火等所致，症见焦躁失眠、口舌糜烂疼痛、口渴、舌红、脉数，甚则咯血等。若心热过盛，上扰心神而见心烦失眠、怔忡不安，甚则狂躁谵语、喜笑不休等。心火亢盛，势必上炎而扰及心神或内损心阴，若心经虚火上升，可见口舌糜烂、心烦失眠、舌尖红绛等。

十二、微

原文　微脉，极细而软，按之如欲绝，若有若无（《脉经》），细而稍长。

译文　微脉，极细而软，重按就好像要断绝似的，若有若无。脉体细但比正常脉象稍长。

〔体状相类诗〕

原文	译文
微脉轻微瀲瀲①乎,	微脉搏动十分轻微漂浮而柔,
按之欲绝有如无。	稍微重按就要绝迹似有若无。
微为阳弱细阴弱,	微脉主阳气弱细脉主阴血虚,
细比于微略较粗。	细脉与微脉相比较脉体较粗。

〔主病诗〕

原文	译文
气血微兮脉亦微,	阳气阴血衰微时脉象也微,
恶寒发热汗淋漓。	症状见恶寒发热大汗淋漓。
男为劳极②诸虚候,	男子见脉微主劳极和虚损,
女作崩中③带下④医。	女子脉微应从崩漏带下医。

〔分部诗〕

原文	译文
寸微气促或心惊,	寸脉微主气急喘促或心悸,
关脉微时胀满形。	关脉微主腹部胀满脾胃虚。

尺部见之精血弱，　　尺部见微脉则是血少精亏，

恶寒消瘅⑤痛呻吟。　　症见恶寒消渴腹痛而呻吟。

〔注解〕

①潎潎：音 pì，漂浮之意。

②劳极：病名，即劳瘵。本病由于劳伤正气，正不胜邪，而感劳虫所致。症见恶寒、潮热、咳嗽、咯血、饮食减少、肌肉消瘦、自汗盗汗舌红、脉细数等。

③崩中：病名。指不在行经期间，阴道内大量出血，来势急剧者称为崩中或血崩，可见于气虚、血热、血瘀等证。

④带下：广义带下，指一切妇科疾病而言。带脉环绕人体腰部一周，在带脉以下的部位，叫带下。狭义的带下，是指从妇女阴道流出一种黏腻的物质，如带一样绵绵不断。

⑤消瘅：消，指消耗津液而见消瘦；瘅，指内热。总指邪热内炽，消灼津液而见多饮、多食而消瘦的证候。

十三、紧

原文　紧脉，来往有力，左右弹人手（《素问》）。如转索无常（仲景）。数如切绳（《脉经》）。如纫箄①

线（丹溪）。

译文 紧脉，搏动来去都有力，左旋右转弹动医者的手指。好像绞转的绳索不断转动。脉来紧急又像按摸绳子，还像拉紧串连竹箅的线绳。

〔体状诗〕

原文	译文
举如转索切如绳，	轻取重按脉搏都像绳索转动，
脉象因之得紧名。	这种脉象因此得到紧脉之名。
总是寒邪来作寇，	都是因为寒冷阴邪来作贼寇，
内为腹痛外身疼。	寒邪侵内则腹疼袭表则身疼。

〔相类诗〕

见弦、实脉。

〔主病诗〕

原文	译文
紧主诸痛主于寒，	紧脉主寒邪作祟的各种疼痛，
喘咳风痫吐冷痰。	并主喘咳癫痫冷痰诸多病患。
浮紧表寒须发越②，	脉象浮紧主寒在体表须发散，

紧浮温散③自然安。　脉象沉紧温散里寒自然平安。

[分部诗]

原文	译文
寸紧人迎④气口⑤分，	寸部脉紧要把人迎气口分清，
当关心腹痛沉沉。	关部脉紧心腹疼痛十分严重。
尺中有紧为阴冷，	尺部脉紧主阴寒内盛的病证，
定是奔豚⑥与病疼。	必定表现为奔豚或疝气疼痛。

[注解]

①纫箄：纫，连缀。箄，音 bēi，竹制的捕鱼用具。

②发越：用解表药发散。

③温散：用温热药散里寒。

④人迎：指左手寸部。

⑤气口：指右手寸部。

⑥奔豚：古病名。又名贲豚、奔豚气。症见有气从少腹上冲胸脘、咽喉，发作时痛苦剧烈，或有腹痛，或往来寒热，病延日久，可见咳逆、骨痿、少气等症。多由肾脏阴寒之气上逆或肝经气火冲逆所致。

十四、缓

原文 缓脉，去来小驶①于迟（《脉经》）。一息四至（戴氏）。如丝在经，不卷其轴，应指和缓，往来甚匀（张太素）。如初春杨柳舞风之象（杨玄操）。如微风轻飐②柳梢（滑伯仁）。

译文 缓脉，搏动稍快于迟脉，一呼一吸之间跳动四次。好像丝线在织机上，没卷机轴，在指下搏动平和缓慢，往来十分均匀。又像初春的杨柳在和风中舞动的形象。也像风轻轻地吹动柳梢。

〔体状诗〕

原文	译文
缓脉阿阿③四至通，	缓脉和缓一呼一吸搏动四次，
柳梢袅袅④飐轻风。	好像柳梢在轻风中袅袅飘动。
欲从脉里求神气，	想从脉象里寻求神气的有无，
只在从容和缓中。	神气只在从容和缓的脉象中。

〔相类诗〕

见迟脉。

〔主病诗〕

原文	译文
缓脉营衰卫有余，	缓脉主营气衰卫气有余之证，
或风或湿或脾虚⑤。	或受风邪或因湿滞或为脾虚。
上为项强⑥下痿痹，	上部症见项强下部症见痿痹，
分别浮沉大小区。	参照浮沉大小区分各种症状。

〔分部诗〕

原文	译文
寸缓风邪项背拘，	寸脉缓主因受风邪项背拘急，
关为风眩⑦胃家虚。	关脉缓左主风眩右主脾胃虚。
神门濡泄⑧或风秘⑨，	尺部脉缓病为濡泄或为风秘，
或是蹒跚⑩足力迁。	或是步履蹒跚艰难两足无力。

〔注解〕

①驶：车马快跑，此处指脉搏跳动快。

②飐：音 zhǎn，风吹物使颤动。

③阿：音 ē，通"婀"，柔美之意。

④袅：纤长柔美，摇曳之态。

⑤脾虚：泛指脾之阴阳、气血不足的各种病证。

多因饮食失调，寒温不适，忧思、劳倦过度或久病伤脾所致。症见消瘦面黄、四肢倦怠、食少纳呆、便溏或水肿等。脾气虚，可见脾失健运、中气不足、中气下陷、脾不统血等证。

⑥项强：指颈项肌肉筋脉牵强引痛，转动受限。多因风寒湿邪侵袭太阳经脉，或因皮破伤，外邪乘袭，或失血、大汗、高热伤阴后，津血耗损，筋脉失养所致。见于中风、伤寒、落枕等病证。

⑦风眩：病证名。即头眩。《鸡峰普济方》："头眩者，谓身如旋转，不能仰，仰则欲倒，头重不能举，至有视物不正，或身如车舟上。此由肝虚血弱而风邪乃生。盖风气通于肝，诸风掉眩皆属于肝，其脉左右关上虚弦，谓之风眩。"或癫痫的别称。

⑧濡泄：又称濡泻，即湿泻。《素问·阴阳应象大论》："湿胜则濡泻。"

⑨风秘：因风邪而出现大便秘结症状，多兼有眩晕、腹胀等症。可见于风热感冒，大肠燥结；或见于中风病人肠胃积热。

⑩蹒跚：腿脚不灵便，走路一瘸一拐的样子。

十五、芤

原文　芤脉，浮大而软，按之中央空，两边实

（《脉经》）。中空外实，状如慈葱。

译文　芤脉，轻取脉象浮大而软，重按便觉得中间空、两边实。芤脉中间空外边实，形状如同慈葱的葱管一样。

〔体状诗〕

原文	译文
芤形浮大软如葱，	芤脉形状浮大而软好像慈葱，
边实须知内已空。	外边虽实但须知道内部已空。
火犯阳经血上溢，	多因火犯三阳经络咳吐衄血，
热侵阴络下流红。	或因热侵三阴经络便血血崩。

〔相类诗〕

原文	译文
中空旁实乃为芤，	中间空两旁实的脉象称作芤，
浮大而迟虚脉呼。	脉来浮大而迟应做虚脉称呼。
芤更带弦名曰革，	芤脉更带弦象其名就叫革脉，
芤为失血革血虚。	芤脉是因失血革脉是因血虚。

〔主病诗〕

原文	译文
寸芤失血病心忡，	寸脉见芤主失血心悸怔忡，
关里逢芤呕吐红。	关脉见芤主大量呕血吐红。
尺部见之多下血，	尺脉见芤多主下部大出血，
赤淋①红痢漏崩②中。	常见尿血红痢血崩经漏证。

〔注解〕

①赤淋：即血淋，尿中带血。

②漏崩：病名。又名崩中漏下。凡不在月经期间，忽然阴道大量出血，或持续淋漓不断的出血病症的统称。来势急，血量多者为崩；来势缓而淋漓不断者为漏。两者可以互相转化。

十六、弦

原文　弦脉，端直以长（《素问》）。如张弓弦（《脉经》）。按之不移，绰绰①如按琴瑟弦（巢氏）。状若筝弦（《脉诀》）。从中直过，挺然指下（《刊误》）。

译文　弦脉，脉体端直而长。好像拉紧的弓弦。重按也不移动，长而有余就如同按着琴瑟的丝弦。弦脉的形状，好像放风筝的线绳。弦脉从三部中间直直通过，挺直地在指下搏动。

〔体状诗〕

原文	译文
弦脉迢迢端②直长，	弦脉形状端正平直而长，
肝经木旺土应伤。	多因肝气亢盛胃脾损伤。
怒气满胸常欲叫，	病人怒气满胸常想呼叫，
翳③蒙瞳子④泪淋浪。	或见翳蒙瞳子眼泪汪汪。

〔相类诗〕

原文	译文
弦来端直似丝弦，	弦脉端正伸直状若丝弦，
紧则如绳左右弹。	紧脉如同绳索左弹右弹。
紧言其力弦言象，	紧脉指力量弦脉指形象，
牢脉弦长沉浮间。	牢脉弦长应在浮沉之间。

〔主病诗〕

原文	译文
肝胆脉弦阴阳分，	肝胆病见脉弦邪有阴阳之分，

饮痰寒热疟⑤缠身。　或为痰饮病或发寒热疟缠身。

浮沉迟数须分别，　　要在浮沉迟数之间仔细分辨，

大小单双有重轻。　　弦脉有大小单双疾病有重轻。

〔分部诗〕

原文	译文

寸弦头眩膈多痰，　　寸脉弦主头晕或胸膈多痰，

寒热癥瘕察左关。　　寒热往来癥瘕之病诊左关。

关右胃寒⑥胸腹痛，　　右关现弦脾胃有寒胸腹痛，

尺中阴疝⑦脚拘挛。　　尺部现弦主阴疝两脚拘挛。

〔注解〕

①绰绰：宽裕舒缓。

②端：尽头，引申为两头。

③翳：病证名。指引起黑睛混浊或溃陷的外障眼病，以及病变愈后遗留于黑睛的瘢痕，多因肝风热邪或肝肾阴虚所致；或凡眼内外所生遮蔽视线之目障皆可称翳。

④瞳子：又名瞳人、瞳仁、水轮、金井。为黑睛内黄仁中央之圆孔。

⑤疟：病名，即疟病。指以间歇性寒战、高热、出汗为特征的一种疾病。多发生于夏秋季节及山林多

蚊地带。

⑥胃寒：证名。由于过食生冷，脾胃阳虚所致胃脘痛、得热则减，呕吐清涎，口淡喜热饮，便溏或泄泻而不臭，舌胖淡，苔白润，脉沉迟。

⑦阴疝：病名。指因寒邪侵袭肝经而致睾丸、阴器急痛，肿胀。又作为癫疝、寒疝、厥疝的统称。

十七、革

原文　革脉，弦而芤（仲景）。如按鼓皮（丹溪）。

译文　革脉，脉象弦急而中空。好像按鼓皮。

〔体状主病诗〕

原文	译文
革脉形如按鼓皮，	革脉的形状好像按着鼓皮，
芤弦相合脉寒虚。	芤弦脉象相合主体虚感寒。
女人半产①并崩漏，	女见革脉多是小产或崩漏，
男子营虚或梦遗②。	男见革脉多是血虚或梦遗。

〔相类诗〕

见芤、牢脉。

〔注解〕

①半产：又称小产。病名，指女人怀孕未足月而产。

②梦遗：又名梦失精。指睡梦中精液遗泄的病证。多见色思情，相火妄动，或用心过度，心火亢盛所致。

十八、牢

原文 牢脉，似沉似伏，实大而长，微弦（《脉经》）。

译文 牢脉，像沉脉又像伏脉，脉体实大而长，稍带弦象。

〔体状相类诗〕

原文	译文
弦长实大脉牢坚，	脉象弦长实大而又牢坚，
牢位常居沉伏间。	牢脉位置常在沉伏脉间。
革脉芤弦自浮起，	革脉芤脉弦脉均在浮部出现，
革虚牢实要详看。	革脉虚牢脉实要详细诊断。

〔主病诗〕

原文	译文
寒则牢坚里有余，	沉寒里实脉象牢坚邪气有余，
腹心寒痛肝乘脾①。	症见心腹寒痛或见肝气犯脾。
疝癫癥瘕何愁也，	癥疝癥瘕见到牢脉何须发愁，
失血阴虚却忌之。	失血和阴虚出现牢脉却犯忌。

〔注解〕

①肝乘脾：又称肝气犯脾。五行理论称为木克土。由于肝气横逆，疏泄太过，影响脾胃，以致消化功能紊乱。可见性情急躁易怒，胸闷善太息，两胁或腹部胀痛，食少纳呆，大便溏泄，肢体倦怠，脉弦或弦细。

十九、濡

原文　濡脉，极软而浮细，如绵在水中，轻手相得，按之无有（《脉经》）。如水上浮沤①。

译文　濡脉，脉来极其柔软而浮细，好像绵子浮在水中，用手轻轻循摸便可得到，重按就摸不着了。又像水面上漂浮着松软的腐烂物质。

〔体状诗〕

原文	译文
濡形浮细按须轻，	濡脉形浮而细软寻按要轻，
水面浮绵力不禁。	好像绵絮浮水面力不胜任。
病后产中犹有药，	病后产后见濡脉还可用药，
平人若见是无根。	常人若见濡则是无根之脉。

〔相类诗〕

原文	译文
浮而柔细知为濡，	浮而柔细的脉象知是濡脉，
沉细而柔作弱持。	沉细而柔软应作弱脉看待。
微则浮微如欲绝，	微脉浮而微细像绝迹一般，
细来沉细近于微。	细脉搏动沉细和微脉近似。

〔主病诗〕

原文	译文
濡为亡血阴虚病，	濡脉主亡血或阴虚病证，
髓海②丹田③暗已亏。	髓海丹田暗中已经亏虚。

汗雨夜来蒸入骨，	夜间盗汗如雨烦热骨蒸，
血山崩倒湿浸脾。	崩漏等证都因湿邪困脾。

〔分部诗〕

原文	译文
寸濡阳微自汗多，	寸部脉濡阳气衰微汗出不止，
关中其奈气虚何。	关部脉濡中气虚弱十分突出。
尺伤精血虚寒甚，	尺部脉濡精血两伤虚寒已极，
温补真阴可起病。	温补真阴可使久病沉疴获愈。

〔注解〕

①沤：长时间浸泡。此处是指长期浸泡而松软的物质。

②髓海：四海之一。指脑，脑为诸髓汇聚之处。《灵枢·海论》："脑为髓之海。"

③丹田：经穴名。石门穴的别称。但通常指关元穴为丹田；或指气功意守部位名称；或道家称人身脐下三寸为丹田，是男人精室、女人胞宫所在之处。

二十、弱

原文　弱脉，极软而沉细，按之乃得，举手无有

（《脉经》）。

译文 弱脉，脉象极其柔软而沉细，重按才能得到，轻取不能摸出。

〔体状诗〕

原文	译文
弱来无力按之柔，	弱脉搏动无力重按才显得柔，
柔细而沉不见浮。	脉象柔细而沉不能现于浮部。
阳陷入阴精血弱，	阳气衰微陷入阴血精血虚弱，
白头犹可少年愁。	老人脉弱还尚可少年应担忧。

〔相类诗〕

原文	译文
弱脉阴虚阳气衰，	弱脉由于阴精虚损阳气衰微，
恶寒发热骨筋痿①②。	症状可见恶寒发热骨痿筋痿。
多惊多汗精神减，	或见惊悸或见多汗精神疲惫，
益气调营急早医。	应该益气血调营卫及早医治。

〔分部诗〕

原文	译文
寸弱阳虚病可知，	寸部脉弱可以知晓是阳虚，
关为胃虚与脾衰。	关部脉弱大多是脾胃衰弱。
欲求阳陷阴虚病，	要想诊察阳气阴精亏损之病，
须把神门两部推。	还须把两部神门脉仔细诊测。

〔注解〕

①骨痿：痿证的一种。肾主身之骨髓，故亦称肾痿。由于肾气热，或邪热伤肾，阴精耗损，骨枯髓虚所致。症见腰脊酸软，不能伸举，下肢痿弱，不能起床行动，伴有面色暗黑、牙齿干枯等。

②筋痿：出《素问·痿论》。指痿证的一种。由于肝热而阴血不足，筋膜干枯所致。症见筋急拘挛，渐至痿弱不能运动，伴有口苦、爪枯等。或指阴痿，因欲念妄动或房劳过度等，使肝肾阴亏，以致宗筋弛纵，发生阴茎不举的筋痿证。

二十一、散

原文 散脉，大而散，有表无里（《脉经》），涣散不收。无统纪①，无拘束，至数不齐，或来多去少，或去多来少，涣散不收，如杨花散漫之象。

译文 散脉，脉来大而散，只能出现在浮部，不能出现在沉部，脉象涣散不能收敛。来去不规则，无拘无束，搏动次数不整齐，或者来的多去的少，或者去的多来的少，涣涣散散，无有收束，好像杨花飘落，散散漫漫的形象。

〔体状诗〕

原文	译文
散似杨花散漫飞，	散脉好似杨花散漫纷飞，
去来无定至难齐。	搏动无有规律也不整齐。
产为生兆胎为堕，	临产见散是分娩孕为堕胎，
久病逢之急速医。	久病见到散脉应急速求医。

〔相类诗〕

原文	译文
散脉无拘散漫然，	散脉搏动不齐散散漫漫，
濡脉浮细水中绵。	濡脉脉象浮细如水中绵。
浮而迟大为虚脉，	浮而迟大是虚脉的特点，
扎脉中空有两边。	扎脉中间空虚能摸两边。

〔主病诗〕

原文	译文
左寸怔忡②右寸汗，	左寸散见怔忡右寸多自汗，
溢饮③左关应软散。	溢饮病左关脉象应该软散。
右关软散胻④胕肿⑤，	右关软散足胫部多发浮肿，
散居两尺元气乱。	散脉在两尺则是元气溃乱。

〔注解〕

①统纪：纲纪，纪律。此处指规则。

②怔忡：指心跳剧烈的一种病证，为心悸或惊悸的进一步发展。多由阴血亏损，心失所养；心阳不足，水饮上逆；或突受惊恐所致。

③溢饮：四饮之一。多因脾虚不运，或饮邪泛滥于体表肌肤所致。症见肢体疼痛沉重，或肿，或兼见喘咳。

④胻：音héng。脚胫，小腿。

⑤胕肿：指全身肌肤浮肿。《素问·水热穴论》："上下溢于皮肤，故为胕肿。胕肿者，聚水而生病也。"

二十二、细

原文 细脉，小大于微而常有，细直而软，若丝线之应指（《脉经》）。

译文 细脉，稍稍大于微脉而经常出现，脉象细直而软，好像丝线一样搏动指下。

〔体状诗〕

原文	**译文**
细脉累累①细如丝，	细脉搏动接连不断细如丝，
应指沉沉②无绝期。	往来指下虽深沉却不绝迹。
春夏少年防不利，	春夏年轻人脉细应防不利，
秋冬老弱却相宜。	秋冬老弱人脉细却很适宜。

〔相类诗〕

见微、濡脉。

〔主病诗〕

原文	**译文**
细脉萦萦③血气衰，	细脉缠绵主血虚气衰证，

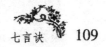

诸虚劳损七情④乖⑤。	各种虚损劳伤七情过极。
若非湿气侵腰肾,	如果不是湿气侵犯腰肾,
即是伤精汗泄来。	便是伤精自汗泄泻所致。

〔分部诗〕

原文	译文
寸细应知呕吐频,	寸部脉细应知是呕吐频频,
入关腹胀胃虚形。	关部脉细腹部胀脾胃虚损。
尺逢定是丹田冷,	尺部见细脉定是丹田寒冷,
泄痢遗精号脱阴⑥,	或是泄痢遗精病名叫脱阴。

〔注解〕

①累累：屡次，接连不断。

②沉沉：深沉。

③萦萦：音 yíng，缠绕。引申为细长不断。

④七情：喜、怒、忧、思、悲、恐、惊等七种情志活动，是人的精神意识对外界事物的反应。七情过极可引起脏腑气血功能失调而致病。《素问·举痛论》："怒则气上，喜则气缓，悲则气消，恐则气下……惊则气乱……思则气结。"

⑤乖：失去常态。

⑥脱阴：《难经·二十难》："脱阴者目盲。"指真

阴损耗而致突然视力严重减弱的病变。

二十三、伏

原文 伏脉，重按着骨，指下裁①动（《脉经》）。脉行筋下（《刊误》）。

译文 伏脉，重按到骨骼，切脉指下才觉有脉动。伏脉搏动在筋的下面。

〔体状诗〕

原文	译文
伏脉推筋著骨寻，	伏脉推筋按骨才可找寻，
指间裁动隐然深。	指下搏动隐约感到深沉。
伤寒②欲汗阳将解，	伤寒见伏是将发汗而解，
厥逆脐疼证属阴。	厥逆脐疼见伏其证属阴。

〔主病诗〕

原文	译文
伏为霍乱吐频频，	伏脉主病是霍乱呕吐频频，
腹痛多缘宿食停。	或主宿食停顿引起的腹痛。

蓄饮老痰③成积聚，　　或是水饮老痰而形成积聚，

散寒温里要遵循。　　　散寒温里的治则应该遵循。

[分部诗]

原文　　　　　　　　　译文

食郁胸中双寸伏，　　　胸中食滞气郁见双寸脉伏，

欲吐不吐常兀兀④。　　想吐吐不出心中十分难受。

当关腹痛困沉沉，　　　关脉伏主腹痛身重困无力，

关右疝疼还破腹。　　　尺脉伏主疝气疼痛如破腹。

〔注解〕

①裁：通"才"。

②伤寒：此指狭义伤寒。为外受寒邪，感而即发的病变。

③老痰：痰证的一种，又名郁痰。多由火邪熏于上焦，肺气被郁，津液凝而成痰，积久胶固，便出现痰黏凝滞咽间，稠黏难咯，咽之不下，兼咳嗽喘促等症状。又指燥痰日久而成者。

④兀兀：音 wù。高上而平。此处形容心中难受的样子。

二十四、动

原文　动乃数脉，见于关上下，无头尾，如豆大，厥厥①动摇。

译文　动脉就是数脉的一种，见于关部上下，没有头尾，犹如豆粒一般大小，高耸地动摇着。

〔体状诗〕

原文	译文
动脉摇摇②数在关，	动脉在关部摇摇搏动呈数象，
无头无尾豆形团。	无头无尾像圆圆的豆粒一样。
其原本是阴阳搏，	它的根源本是阴阳互相搏击，
虚者摇兮胜者安。	虚者脉象动摇强者脉气平安。

〔主病诗〕

原文	译文
动脉专司痛与惊，	动脉主病多是惊悸与疼痛，
汗因阳动热因阴。	或主阳虚多汗和阴湿热盛。
或为泄痢拘挛③病，	或为泄泻下痢或经脉拘挛，

男子亡精女子崩。　　或为男子亡精或女子血崩。

〔**注解**〕

①厥：通"崛"，高起之意。

②摇摇：摇动，摇荡。

③拘挛：证名，属筋病。多因阴血不足，风寒湿热侵袭以及瘀血留滞所致。其状四肢牵引拘急，活动不能自如。

二十五、促

原文　促脉，来去数，时一至复来（《脉经》）。如蹶①之趣，徐疾不常。

译文　促脉，来去都现数象，有时停一下又重来。如同瘸子走快道，快慢没有一定规律。

〔**体状诗**〕

原文	译文
促脉数而时一止，	促脉搏动急数时有一停，
此为阳极欲亡阴②。	是因阳邪极盛将要亡阴。
三焦郁火炎炎盛，	三焦郁火炎炎炽盛上蒸，
进必无生退可生。	止数增多则死减少可生。

〔相类诗〕

见代脉。

〔主病诗〕

原文	译文
促脉唯将火病医，	出现促脉只能按火病医治，
其因有五③细推之。	病的起因有五种应细推敲。
时时喘咳皆痰积，	若出现气喘咳嗽都因痰积，
或发狂斑④与毒疽。	或见发狂和发斑或见毒疽。

〔注解〕

①蹶：倒，颠仆，又通"跌"。形容马疾行时，后蹄踢地而腾空。比喻脉来去数而时有一止，没有规律。

②亡阴：由于高热、汗吐泻、出血或其他慢性消耗而发展成阴液严重缺损的状态。临床见形体消瘦、眼窝深陷、心烦躁动或神志昏迷、汗出热而黏、身热手足温、口渴而喜冷饮、口唇红而燥裂、舌红少津、脉细数等症状。

③其因有五：指气、血、痰、饮、食。

④斑：指发于肌肤表面成片的斑块，平铺于皮肤，摸之不碍手；其色或红或紫者称为斑。在外感热病中，

热迫营血从肌肉外发所致；在内伤杂病中，是由气虚不能摄血而成。

　　⑤疽：疮面深而恶者为疽。是气血为毒邪所阻滞，发于肌肉筋骨之间的疮肿。常见有头疽和附骨疽。有头疽即西医学所称的痈，是多个相邻的毛囊和皮脂腺的急性化脓性感染。多见于中年人及老年人，多发生皮肤较厚而坚韧之处。由于发生部位不同而名称各异，如在脑后部叫"脑疽"，生于背部叫"发背疽"。附骨疽是一种病邪深沉，附着于骨的化脓性疾病。《千金要方》说："以其无破，附骨成脓，故名附骨疽。"

二十六、结

　　原文　结脉，脉来缓，时一止复来（《脉经》）。

　　译文　结脉，搏动缓慢，时而有一歇止，止后又重来。

〔体状诗〕

原文	译文
结脉缓而时一止，	结脉搏动迟缓时而有一歇止，
独阴偏盛欲亡阳。	只因阴邪偏盛阳气将要衰亡。

浮为气滞沉为积，　　浮见结主气滞沉见结主寒积，

汗①下②分明在主张。　采用汗法或下法要分辨仔细。

〔相类诗〕

见代脉。

〔主病诗〕

原文	译文
结脉皆因气血凝，	结脉出现都因为气血凝滞，
老痰结滞若沉吟。	症状现老痰结滞痛苦呻吟。
内生积聚外痈肿，	体内生积聚体表发生痈肿，
疝瘕为殃病属阴。	疝气癥瘕等病都属于阴证。

〔注解〕

①汗：即汗法，八法之一。是通过开泄腠理，调和营卫，发汗祛邪，以解除表邪的治法。《素问·阴阳应象大论》："其在皮者，汗而发之。"有退热、透疹、消水肿、去风湿等作用。

②下：即下法，八法之一。又称泻下、攻下、通里、通下。凡是胃肠实热积滞，燥屎内结，以及体内蓄水、冷积等邪实之证，而正气未衰，可用泻下、攻逐、润下的药物以通大便，消除积滞，荡涤实热，攻

逐水饮。

二十七、代

原文　代脉，动而中止，不能自还，因而复①动（仲景）。脉至还入尺，良久方来。

译文　代脉，搏动时有中止，很久不能回还，还后又重新搏动。脉停止血脉流入尺部，很久才能再来。

〔体状诗〕

原文	译文
动而中止不能还，	脉搏时有中止很久不能还原，
复动因而作代看。	很快又重新搏动可视作代脉。
病者得之犹②可治，	有病时见到代脉还可以医治，
平人却与寿相关。	无病时见到代脉却与寿命相关。

〔相类诗〕

原文	译文
数而时止名为促，	脉搏急数而有歇止名叫促脉，
缓止须将结脉呼。	脉搏徐缓而有歇止称作结脉。

| 止不能回方是代， | 脉动中止停顿较长就是代脉， |
| 结脉代重自殊涂③。 | 结脉病轻代脉病重应该分开。 |

〔主病诗〕

原文	译文
代脉都因元气④衰，	出现代脉是因元气衰微，
腹疼泄痢下元亏。	症见腹疼泻痢下元亏损。
或为吐泻中宫病，	或为呕吐泻泄脾胃有病，
女子怀胎三月兮。	或为女子怀孕三月之余⑤。

〔注解〕

①复：又，再。

②犹：还，仍。

③殊涂：殊，不同。涂，通"途"，道路，引申为不同。

④元气：又称原气、真气。包括元阴和元阳之气。禀受于先天之精化生；而又赖后天水谷精气的滋养和补充。它通过三焦分布全身，内而五脏六腑，外达肌肉腠理，无处不到。如《灵枢·刺节真邪》说："真气者，所受于天，与谷气并而充身者也。"

⑤此后有"五十不止身无病"至"次第推之自无失"等十二句，删去。